Medizinische Informatik und Statistik

Band 1: Medizinische Informatik 1975. Frühjahrstagung des Fachbereiches Informatik der GMDS. Herausgegeben von P. L. Reichertz. VII, 277 Seiten. 1976.

Band 2: Alternativen medizinischer Datenverarbeitung. Fachtagung München-Großhadern 1976. Herausgegeben von H. K. Selbmann, K. Überla und R. Greiller. VI, 175 Seiten. 1976.

Band 3: Informatics and Medecine. An Advanced Course. Edited by P. L. Reichertz and G. Goos. VIII, 712 pages. 1977.

Band 4: Klartextverarbeitung. Frühjahrstagung, Gießen, 1977. Herausgegeben von F. Wingert. V, 161 Seiten. 1978.

Band 5: N. Wermuth, Zusammenhangsanalysen Medizinischer Daten. XII, 115 Seiten. 1978.

Band 6: U. Ranft, Zur Mechanik und Regelung des Herzkreislaufsystems. Ein digitales Simulationsmodell. XV, 192 Seiten. 1978.

Band 7: Langzeitstudien über Nebenwirkungen Kontrazeption – Stand und Planung. Symposium der Studiengruppe „Nebenwirkungen oraler Kontrazeptiva – Entwicklungsphase", München 1977. Herausgegeben von U. Kellhammer. VI, 254 Seiten. 1978.

Band 8: Simulationsmethoden in der Medizin und Biologie. Workshop, Hannover, 1977. Herausgegeben von B. Schneider und U. Ranft. XI, 496 Seiten. 1978.

Band 9: 15 Jahre Medizinische Statistik und Dokumentation. Herausgegeben von H.-J. Lange, J. Michaelis und K. Überla. VI, 205 Seiten. 1978.

Band 10: Perspektiven der Gesundheitssystemforschung. Frühjahrstagung, Wuppertal, 1978. Herausgegeben von W. van Eimeren. V, 171 Seiten. 1978.

Band 11: U. Feldmann, Wachstumskinetik. Mathematische Modelle und Methoden zur Analyse altersabhängiger populationskinetischer Prozesse. VIII, 137 Seiten. 1979.

Band 12: Juristische Probleme der Datenverarbeitung in der Medizin. GMDS/GRVI Datenschutz-Workshop 1979. Herausgegeben von W. Kilian und A. J. Porth. VIII, 167 Seiten. 1979.

Band 13: S. Biefang, W. Köpcke und M. A. Schreiber, Manual für die Planung und Durchführung von Therapiestudien. IV, 92 Seiten. 1979.

Band 14: Datenpräsentation. Frühjahrstagung, Heidelberg 1909. Herausgegeben von J. R. Möhr und C. O. Köhler. XVI, 318 Seiten. 1979.

Band 15: Probleme einer systematischen Früherkennung. 6. Frühjahrstagung, Heidelberg 1979. Herausgegeben von W. van Eimeren und A. Neiß. VI, 176 Seiten. 1979.

Band 16: Informationsverarbeitung in der Medizin - Wege und Irrwege -. Herausgegeben von C. Th. Ehlers und R. Klar. XI, 796 Seiten. 1979.

Band 17: Biometrie – heute und morgen. Interregionales Biometrisches Kolloquium 1980. Herausgegeben von W. Köpcke und K. Überla. X, 369 Seiten. 1980.

Band 18: R.-J. Fischer, Automatische Schreibfehlerkorrektur in Texten. Anwendung auf ein medizinisches Lexikon. X, 89 Seiten. 1980.

Band 19: H. J. Rath, Peristaltische Strömungen. VIII, 119 Seiten. 1980.

Band 20: Robuste Verfahren. 25. Biometrisches Kolloquium der Deutschen Region der Internationalen Biometrischen Gesellschaft, Bad Nauheim, März 1979. Herausgegeben von H. Nowak und R. Zentgraf. V, 121 Seiten. 1980.

Band 21: Betriebsärztliche Informationssysteme. Frühjahrstagung, München, 1980. Herausgegeben von J. R. Möhr und C. O. Köhler. (vergriffen)

Band 22: Modelle in der Medizin. Theorie und Praxis. Herausgegeben von H.-J. Jesdinsky und V. Weidtman. XIX, 786 Seiten. 1980.

Band 23: Th. Kriedel, Effizienzanalysen von Gesundheitsprojekten. Diskussion und Anwendung auf Epilepsieambulanzen. XI, 287 Seiten. 1980.

Band 24: G. K. Wolf, Klinische Forschung mittels verteilungsunabhängiger Methoden. X, 141 Seiten. 1980.

Band 25: Ausbildung in Medizinischer Dokumentation, Statistik und Datenverarbeitung. Herausgegeben von W. Gaus. X, 122 Seiten. 1981.

Band 26: Explorative Datenanalyse. Frühjahrstagung, München, 1980. Herausgegeben von N. Victor, W. Lehmacher und W. van Eimeren. V, 211 Seiten. 1980.

Band 27: Systeme und Signalverarbeitung in der Nuklearmedizin. Frühjahrstagung, München, März 1980. Proceedings. Herausgegeben von S. J. Pöppl und D. P. Pretschner. IX, 317 Seiten. 1981.

Band 28: Nachsorge und Krankheitsverlaufsanalyse. 25. Jahrestagung der GMDS, Erlangen, September 1980. Herausgegeben von L. Horbach und C. Duhme. XII, 697 Seiten. 1981.

Band 29: Datenquellen für Sozialmedizin und Epidemiologie. Herausgegeben von R. Brennecke, E. Greiser, H. A. Paul und E. Schach. VIII, 277 Seiten. 1981.

Band 30: D. Möller, Ein geschlossenes nichtlineares Modell zur Simulation des Kurzzeitverhaltens des Kreislaufsystems und seine Anwendung zur Identifikation. XV, 225 Seiten. 1981.

Band 31: Qualitätssicherung in der Medizin. Probleme und Lösungsansätze. GMDS-Frühjahrstagung, Tübingen 1981. Herausgegeben von H. K. Selbmann, F. W. Schwartz und W. van Eimeren. VII, 199 Seiten. 1981.

Band 32: Otto Richter, Mathematische Modelle für die klinische Forschung: enzymatische und pharmakokinetische Prozesse. IX, 196 Seiten, 1981.

Band 33: Therapiestudien. 26. Jahrestagung der GMDS, Gießen, September 1981. Herausgegeben von N. Victor, J. Dudeck und E. P. Broszio. VII, 600 Seiten. 1981.

Medizinische Informatik und Statistik

Herausgeber: K. Überla, P. L. Reichertz und N. Victor

65

Methodische Aspekte in der Umweltepidemiologie

Gemeinsamer Workshop
der AG 'Epidemiologie' der GMDS
und des Medizinischen Instituts
für Umwelthygiene, Düsseldorf 1985

Proceedings

Herausgegeben von Heinz-Erich Wichmann

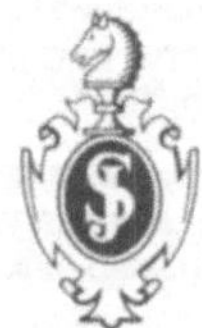

Springer-Verlag

Berlin Heidelberg New York London Paris Tokyo

Reihenherausgeber

K. Überla, P. L. Reichertz und N. Victor

Mitherausgeber

J. Anderson G. Goos F. Gremy H.-J. Jesdinsky H.-J. Lange
B. Schneider G. Segmüller G. Wagner

Herausgeber

Heinz-Erich Wichmann
Medizinisches Institut für Umwelthygiene an der Universität Düsseldorf
Auf'm Hennekamp 50, 4000 Düsseldorf

ISBN-13:978-3-540-17202-4   e-ISBN-13:978-3-642-82947-5
DOI: 10.1007/978-3-642-82947-5

2145/3140-543210

INHALTSVERZEICHNIS

AUTOREN

W. AHRENS, Bremer Institut für Präventionsforschung und Sozialmedizin

Dipl. Stat. H. BECHER, Bremer Institut für Präventionsforschung und Sozialmedizin

Dipl. Stat. M. BECKMANN, Medizinisches Institut für Umwelthygiene, Düsseldorf

Dr. K. DRESCHER, Wiss. Einheit 'Statistik', Universität Bremen

Dr. W. GERDEL, Institut für Dokumentation und Information über Sozialmedizin und öffentliches Gesundheitswesen, Bielefeld

Prof. Dr. E. GREISER, Bremer Institut für Präventionsforschung und Sozialmedizin

Dipl. Soz. B. GROSCHE, Institut für Strahlenhygiene des Bundesgesundheitsamtes, Neuherberg

Prof. Dr. H. HAUPT, Städtische Kliniken Duisburg

Dr. G. HINZ, Institut für Strahlenhygiene des Bundesgesundheitsamtes, Neuherberg

Dr. K.-H. JÖCKEL, Bremer Institut für Präventionsforschung und Sozialmedizin

Dr. W. KEESER, Institut für Medizinische Psychologie, Universität München

Dr. U. KELLHAMMER, Institut für Medizinische Informationsverarbeitung, Statistik und Biomathematik, Universität München

U. KRÄMER, Medizinisches Institut für Umwelthygiene, Düsseldorf

Dr. U. MASCHEWSKY-SCHNEIDER, Bremer Institut für Präventionsforschung und Sozialmedizin, Bremen

Dipl. Biol. B. MOLIK, Medizinisches Institut für Umwelthygiene, Düsseldorf

Prof. Dr. F. POTT, Medizinisches Institut für Umwelthygiene, Düsseldorf

Dr. B.P. ROBRA, Institut für Epidemiologie, Med. Hochschule Hannover

Dipl. Volksw. E. SCHACH, Universität Dortmund

Dipl. Stat. G. SCHÖNEBERG, Medizinisches Institut für Umwelthygiene, Düsseldorf

Prof. Dr. F.W. SCHWARTZ, Institut für Epidemiologie, Med. Hochschule Hannover

Prof. Dr. J. TIMM, Wiss. Einheit 'Statistik', Universität Bremen

Dr. C. TSAVACHIDIS, Institut für Strahlenhygiene des Bundesgesundheitsamtes, Neuherberg

Priv.Doz. Dr.Dr. H.E. WICHMANN, Medizinisches Institut für Umwelthygiene, Düsseldorf

Vorwort

Das Instrument epidemiologischer Forschung ist die Beobachtung, nicht das Experi-
ment. Dies hat zur Folge, daß epidemiologische Daten durch eine Vielzahl von
S t ö r g r ö ß e n beeinflußt und überlagert werden, welche das Aufdecken der
eigentlich interessierenden Zusammenhänge zwischen den E i n f l u ß g r ö ß e n
und den medizinischen Z i e l g r ö ß e n erschweren. Diese Datenstruktur bestimmt das methodische Vorgehen: Es wird ein umfangreiches Beobachtungkollektiv
benötigt, eine Vielzahl von Variablen ist zu berücksichtigen und es empfiehlt
sich, eine Kontrollpopulation oder einen Kontrollzeitraum ohne Exposition einzubeziehen. Das Ergebnis der epidemiologischen Analyse ist (im positiven Fall)
eine Assoziation zwischen den Einfluß- und Zielgrößen, wobei die Möglichkeit
einer kausalen Interpretation nicht nur vom Grad der statistischen Absicherung
sondern vor allem von der Konsistenz der Ergebnisse und ihrer Reproduzierbarkeit
in unabhängigen Untersuchungen abhängt.

Zusätzlich zu diesen allgemeinen Charakteristika epidemiologischer Forschung kommt
in der Umweltepidemiologie hinzu, daß die Risiken der Einflußgrößen - seien es
Luftschadstoffe, Rückstände in Lebensmitteln oder radioaktive Strahlung - häufig
niedrig im Vergleich zu anderen individuellen Risiken (z.B. Rauchen, Ernährungsgewohnheiten) sind. Auf der anderen Seite ist die Zahl Betroffener in der Regel
groß. Diese Situation (eine g r o ß e Zahl Exponierter mit einem relativ
k l e i n e n Risiko) führt dazu, daß sich Untersuchungen in der Umweltforschung
nicht selten am Rande der Leistungsfähigkeit des epidemiologischen Instrumenta-
riums bewegen. Es ist das Ziel der vorliegenden Monographie und war das Ziel des
Workshops, aus dem sie hervorgegangen ist, in dieser Situation geeignete methodische Ansätze aufzuzeigen und ihre Möglichkeiten und Grenzen zu diskutieren.

Die ersten beiden Arbeiten beschäftigen sich mit F a l l - K o n t r o l l -
S t u d i e n in der Umweltmedizin. Hier werden die Probleme kleiner Risiken,
der Fallzahlberechnung und der Ausschaltung verzerrender Einflüsse von Störgrößen
behandelt und am Beispiel des möglichen Zusammenhangs zwischen Luftverunreinigungen und dem Bronchialkarzinom demonstriert.

Das zweite Kapitel befaßt sich mit Z e i t r e i h e n a n a l y s e n. Nach
einem Überblick über das Verfahrensspektrum zeigen Anwendungsbeispiele typische

Schwierigkeiten von Zeitreihendaten auf: Der mögliche Zusammenhang zwischen den täglichen Erkrankungszahlen an Pseudokrupp in Duisburg und Luftschadstoffen wird durch jahreszeitliche Schwankungen und wichtige Störvariablen (Viren) überlagert. Niedrige Responseraten und das Problem eines unzureichenden Meßnetzes erschweren die Analyse des Einflusses von Luftschadstoffen auf die Morbidität in Bayern. Die Untersuchervariabilität und demographische Veränderungen sind bei der Analyse lang jähriger Zeitreihen von schulärztlichen Untersuchungen in Nordrhein-Westfalen zu beachten.

Eine häufige Aufgabenstellung in der Umweltepidemiologie, die A n a l y s e d e s   r ä u m l i c h e n   M u s t e r s von Gesundheitsvariablen im Vergleich zu Umweltdaten, wird im nächsten Kapitel behandelt. Zunächst wird ein Überblick über geeignete Auswertestrategien gegeben. Im ersten Anwendungsbeispiel wird untersucht, ob die Leukämiemorbidität in Bayern in der Nähe potentieller Quellen für radioaktive Strahlung erhöht ist. Ein zweites Beispiel behandelt die Möglichkeit von Mortalitätsvergleichen zwischen kleinen regionalen Einheiten oder bei seltenen Todesursachen anhand von Daten aus Nordrhein-Westfalen. Aus diesem Bundesland stammt auch das dritte Beispiel, die Untersuchung des Zusammenhangs zwischen erhöhten Luftschadstoffkonzentrationen in einer Smogepisode und Neuaufnahmen in Krankenhäusern. Hierbei kennzeichnen die fehlende Standardisierung der diagnostischen Kriterien und unterschiedliche Beteiligungsraten die Grenzen eines regionalen Vergleichs.

Der abschließende Überblick über geeignete E r h e b u n g s v e r f a h r e n für umweltrelevante Morbiditätsdaten zeigt nicht nur bestehende Datenquellen und ihre Nutzung auf, sondern er demonstriert gleichzeitig die Notwendigkeit für verbesserte Instrumente wie z.B. die Beobachtung an einer Kohorte der Normalbevölkerung oder die Überwachung von Risikogruppen in Beobachtungspraxen. Er leitet damit über zum Ausblick auf Möglichkeiten, die Basis für umweltepidemiologische Forschung in den kommenden Jahren zu verbessern.

Wenige Tage vor dem Workshop, für den sie als Referentin vorgesehen war, verstarb Frau Dr. Ursula Kellhammer. Wir sind betroffen über ihren frühen Tod. Durch ihr Engagement und ihr ausgewogenes Urteil war sie eine allseits anerkannte Epidemiologin, durch ihre Herzlichkeit im persönlichen Umgang war sie eine beliebte Kollegin. Wir werden Frau Kellhammer in bester Erinnerung behalten.

H.-Erich Wichmann, Düsseldorf 1986

Methodik von Fall-Kontroll-Studien zur Aufdeckung kleiner Risiken, insbesondere in der Umweltepidemiologie

Becher, H.[1]; Jöckel, K.-H.[1]; Ahrens, W.[1]; Drescher, K.[3]; Greiser, E.[1]; Maschewsky-Schneider, U.[1]; Timm, J.[3]; Wichmann, H.E.[2]

[1] Bremer Institut für Präventionsforschung und Sozialmedizin
[2] Medizinisches Institut für Umwelthygiene, Düsseldorf
[3] Wissenschaftliche Einheit Statistik, Fachbereich Mathematik und Informatik der Universität Bremen

ZUSAMMENFASSUNG

Zum Nachweis eines Zusammenhanges zwischen Umweltfaktoren, wie z. B. der Luftverschmutzung und der Entstehung chronischer Erkrankungen, wie z. B. des Lungenkrebses, wird in der Epidemiologie häufig die Methodik der Fall-Kontroll-Studie angewendet. Sind diese Umweltrisiken einerseits klein und andererseits mit bekannten und gesicherten Risikofaktoren (wie z. B. dem Rauchen) assoziiert, so ergeben sich eine Reihe methodischer und inhaltlicher Probleme.

Ziel dieses Beitrags wird es sein, zu zeigen, wie aus methodischer Sicht diese Probleme angegangen werden können. Dabei werden neben Aspekten der Planung solcher Studien einige Auswertungsstrategien diskutiert.

1. EINLEITUNG

Der Einfluß von Luftverschmutzung auf die Gesundheit ist in der öffentlichen Meinung fest verankert. Als Beispiele werden die steigende Anzahl von Todesfällen während Smogperioden genannt. Selbst hier ist ein wissenschaftlicher Nachweis dieses Zusammenhangs nicht einfach. Bei Krankheiten, die eine längere Latenzzeit besitzen, ist eine Kausalität der Luftverschmutzung schwer, wenn überhaupt, nachweisbar.

Insbesondere wenn es andere, bereits nachgewiesene Risikofaktoren für
diese Krankheit gibt, die einen großenTeil der Inzidenz erklären, ist
der Nachweis von Luftverschmutzung als weiterem Risikofaktor schwierig.

In dem folgenden Beitrag sollen beispielhaft einige methodische Schwierigkeiten und Ansätze zu deren Lösung aufgezeigt werden, die bei Planung
Analyse einer epidemiologischen Studie auftreten, bei der Luftverschmutzung als Risikofaktor für Lungenkrebs untersucht werden soll.

2. ALLGEMEINE BEMERKUNGEN ZUR PLANUNG UND DURCHFÜHRUNG EINER FALL-KONTROLL-STUDIE IN DER UMWELTEPIDEMIOLOGIE

Das Bronchialkarzinom ist in der Bundesrepublik Deutschland, wie auch
in den meisten anderen Industrieländern, die häufigste Tumorart bei
Männern, siehe BECKER et al. (1984). In den USA ist ein ansteigender
Trend bei den Mortalitätsraten der Frauen zu beobachten. Dort wird in
diesem Jahr bei Frauen erstmals Lungenkrebs eine höhere Mortalitätsrate
als Brustkrebs haben. Auch in der Bundesrepublik Deutschland steigt die
Lungenkrebsmortalität bei Frauen an. Die herausragende Bedeutung des
Bronchialkarzinoms begründet die Durchführung einer Vielzahl von epidemiologischen Studien, um Risikofaktoren für Lungenkrebs nachzuweisen
bzw. unbekannte Risikofaktoren zu entdecken. Gegenwärtig sind weltweit
160 analytische Studien gemeldet, die sich mit Bronchialkarzinom befassen (IARC, 1985, S. XXIV); dies sind 15,6 % aller gegenwärtig durchgeführten Krebsstudien in der Epidemiologie. Der Lungenkrebs ist damit
auch die am häufigsten untersuchte Tumorart. Der überwiegende Teil dieser Studien sind Fall-Kontroll-Studien oder Kohortenstudien. Es werden
aber ebenfalls Interventionsstudien und Screening-Studien (Untersuchung
über die Wirksamkeit von Vorsorgeuntersuchungen) durchgeführt. Gemessen
an dieser Vielzahl gibt es relativ wenig Studien, 12, bei denen Luftverschmutzung als möglicher Risikofaktor erfaßt wird. Einige Beispiele
seien hier angeführt.

- VENA, J.E. (1982) Fall-Kontroll-Studie in Erie County, USA
  Diese Studie umfaßte 417 Fälle und 752 Kontrollen. Die epidemiologischen Daten wurden durch persönliche Interviews und aus Luftmeßpro-
  grammen erhoben. Die Ergebnisse konnten keinen Einfluß von Luftverschmutzung auf das Lungenkrebsrisiko statistisch sichern. Dies kann
  möglicherweise auf eine zu niedrige Fallzahl zurückgeführt werden.
  Allerdings gab es Hinweise auf einen synergistischen Effekt zwischen

Rauchen bzw. beruflicher Belastung und Luftverschmutzung.
- ALTMAN, R.; STEMHAGEN, A. und SCHOENBERG, J.: Fall-Kontroll-Studie
  in New Jersey, USA (Zeitraum: 1980 - 1985).
  Diese Studie umfaßt ca. 2.700 Fälle und ebensoviele Kontrollen. Informationen wurden über persönliche Interviews erhalten. In dem Stu-
  diengebiet wurden starke räumliche Unterschiede in Mortalitätsraten
  von Lungenkrebs beobachtet. Der Fragebogen dieser Studie galt als
  Orientierung für den in unserer Studie entwickelten Fragebogen. Ergebnisse liegen noch nicht vor.
- JEDRYCHOWSKI, W. Fall-Kontroll-Studie in Krakow, Polen (Zeitraum:
  1974 - 1985)
  Auch in dieser Untersuchung wird Luftverschmutzung als möglicher
  Risikofaktor von Bronchialkarzinom erfaßt. Die geplante Fallzahl beträgt 5.000 Fälle. Fälle und Kontrollen werden mit Hilfe von Todesbescheinigungen identifiziert und eine schriftliche Angehörigenbe-
  fragung wird durchgeführt. Auch hier liegen noch keine Ergebnisse
  vor.

Die Machbarkeit einer solchen Studie in der Bundesrepublik Deutschland
wird gegenwärtig in Bremen und Düsseldorf überprüft. Es wird hierzu
eine Pilotphase durchgeführt, bei der aus verschiedenen Krankenhäusern
Nordwestdeutschlands 200 Bronchialkrebsfälle und 200 Kontrollen sowie
200 Populationskontrollen befragt werden. Die Pilotphase hat die folgenden Hauptziele:

- Entwicklung von Methoden zur Quantifizierung der Risikofaktoren
- genaue Abschätzung der Stichprobengröße für die Hauptphase
- Entwicklung von geeigneten statistischen Analyseverfahren und
  statistischer Software
- Entwicklung eines Organisationsmodells für die Hauptphase
- Überlegungen über die geeignete Kontrollgruppe

Im Folgenden wird auf einige dieser Probleme näher eingegangen.

3. DESIGN- UND ANALYSEBETRACHTUNGEN

3.1 Berechnung der Stichprobengröße in Fall-Kontroll-Studien

Die Wahrscheinlichkeit, daß eine epidemiologische Studie die Differenz
von Inzidenzraten zwischen einer exponierten Gruppe (z. B. umweltbe-

lastet) und einer nicht exponierten Gruppe entdeckt, hängt von vielen
Faktoren ab. Einer dieser Faktoren ist die Größe der Studie. Dieser Ab-
schnitt befaßt sich mit der Bestimmung der Stichprobengröße in einer
Fall-Kontroll-Studie. Sie hängt vonden folgenden fünf Parametern ab
(SCHLESSELMAN, J.J., 1974 und 1982; BRESLOW, N.E. & DAY, N.E., 1980):

- die Inzidenz des Risikofaktors in der Kontrollpopulation P_O
- das relative Risiko für den Risikofaktor, welches man entdecken
  möchte (R)
- der Fehler 1. Art (Signifikanzlevel) α
- der Fehler 2. Art (1-power of study) β
- das Verhältnis von Fällen zu Kontrollen

Die folgenden Aussagen gelten für den Fall, daß der Risikofaktor in
dichotomer Form vorliegt und daß eine ungematchte Analyse durchgeführt
wird. Die nach dieser Methode errechneten Fallzahlen sind leicht zu
bestimmen und erlauben eine Vorstellung, in welcher Größenordnung die
benötigte Fallzahl liegen wird.

Nach SCHLESSELMAN (1974) wird die erforderliche Stichprobengröße bei
gleicher Anzahl von Fällen und Kontrollen wie folgt berechnet:

Sei n die Anzahl der Fälle, die erforderlich ist, um bei vorgegebener
Fehlerwahrscheinlichkeit 1. und 2. Art ein relatives Risiko von R zu
entdecken.

$$n = \left[z_\alpha \sqrt{2\bar{p}\bar{q}} + z_\beta \sqrt{p_1 q_1 + p_0 q_0} \right]^2 / (p_1 - p_0)^2$$

wobei $\quad p_1 = p_0 R / \left[1 + p_0(R-1) \right] \quad$ die Expositionsrate in den Fällen

und $\quad \bar{p} = \frac{1}{2}(p_1 + p_0), \quad \bar{q} = 1 - \bar{p}$

$$q_1 = 1 - p_1 \quad, \quad q_0 = 1 - p_0 \quad \text{bezeichnet.}$$

Dabei sind z_α und z_β die Fraktile der Normalverteilung.

Falls der Aufwand der Erfassung von Fällen und Kontrollen gleich ist, ist
die optimale Strategie eine gleiche Zahl von Kontrollen und Fällen. In
manchen Studien sind Kontrollen leichter bzw. zahlreicher verfügbar. In
dem Fall erhält man approximativ eine gleiche Macht des Tests, wenn man
r-mal soviele Kontrollen zieht und die Zahl der Fälle um den Faktor

x = (r + 1)/2r reduziert, d.h. eine Studie mit 100 Fällen und 100 Kontrollen hat dieselbe Macht wie eine Studie mit 63 Fällen und 252 (viermal soviel) Kontrollen (SCHLESSELMAN, 1982).

Der Einfluß der Parameter P_0 und R auf die Stichprobengröße bei gleicher Zahl von Fällen und Kontrollen ist Tabelle 1 zu entnehmen.

Tabelle 1: Erforderliche Stichprobengröße in Abhängigkeit von relativem Risiko und Expositionsrate

α = 0,05 (zweiseitig), β = 0,05

R \ P_0	0,25	0,5	0,75
1,15	6.885	5.339	7.368
1,3	1.889	1.514	2.154
1,5	768	639	941
2	250	224	353
5	42	49	94
10	21	29	63

Nimmt man für das relative Risiko von Luftverschmutzung von 1,15 und eine Expositionsrate von etwa 50 % an, so liegt der erforderliche Stichprobenumfang bei gleicher Anzahl von Fällen und Kontrollen bei etwa 5.000 Fällen. Für eine simultane Berücksichtigung der Risikofaktoren vgl. GREISER et al. (1984).

3.2 Auswahl der Fälle

Das Hauptziel einer Fall-Kontroll-Studie ist eine möglichst präzise Schätzung des relativen Risikos von dem bzw. den zu untersuchenden Risikofaktor(en). Dazu muß zunächst gewährleistet sein, daß dieser Risikofaktor in der Studienpopulation zu einem nicht zu großen (etwa über 90 %) und zu einem nicht zu kleinen (etwa unter 5 %) Anteil vertreten ist. Um Confounding auszuschließen, dürfte auch nur dieser Risikofaktor in der Studienpopulation vertreten sein. Während man bei einer Studie über Luftverschmutzung in der Bundesrepublik Deutschland das Untersuchungsgebiet so wählen kann, daß sowohl luftverschmutzte Gebiete als auch Reinluftgebiete darin enthalten sind, ist es nur schwer möglich, alle anderen Risikofaktoren auszuschließen. Die denkbare Lösung, als Studienpopulation nur die Gruppe zu betrachten, die

keinem der bekannten Risikofaktoren ausgesetzt ist, wie z. B. alle
nichtrauchenden Frauen, die beruflich keinen Schadstoffen ausgesetzt
sind, erscheint aus folgenden Gründen problematisch:

- Die auftretende Fallzahl in der BRD ist so gering, daß eine Unter-
  suchung sehr lange dauern würde.
- Es kann dabei auch nicht ausgeschlossen werden, daß ein unbekannter
  Confounder vorhanden ist.
- Es ist keine Schätzung von Wechselwirkungen zwischen Rauchen bzw. Ex-
  position am Arbeitsplatz und Luftverschmutzung möglich.

Letzteres ist für die vorliegende Studie von besonderem Interesse, da
auch VENA (1982) einen Synergismus beobachtete.
In der Pilotphase wird die Auswahl der Fälle in der folgenden Weise
durchgeführt:
Es werden Bronchialkrebsfälle aus Krankenhäusern in fünf verschiedenen
Städten Nordwestdeutschlands befragt (Bremen, Hamburg, Hannover, Bielefeld, Köln). Diese Städte unterscheiden sich beträchtlich hinsichtlich
ihrer Belastung mit Luftschadstoffen.

Die gebräuchlichste Methode, Fälle auszuwählen, ist, ab einem bestimm-
ten Datum alle in den beteiligten Kliniken verfügbaren Fälle in die
Studie einzubeziehen, bis die geplante Fallzahl erreicht ist. Diese
Methode kann aus den folgenden Gründen hier nicht angewendet werden:

- Die Inzidenzen der beteiligten Krankenhäuser sind sehr unterschiedlich, da es sich teilweise um Lungenfachkliniken und teilweise um
  normale Krankenhäuser handelt. Dies hätte zur Folge, daß einige Orte
  nur eine sehr kleine Zahl von Fällen beitragen würden.
- Organisatorische Gründe (z.B. mußte der Beginn der Erhebung in den
  verschiedenen Krankenhäusern variabel gehandhabt werden).

Es wurde deshalb die Anzahl der Fälle aus jedem Krankenhaus im voraus
festgelegt, wobei die unterschiedlichen Krankenhausinzidenzen berücksichtigt wurden. Man erhält so

$$n_i \text{ Fälle aus Krankenhaus } i, \; n_i \text{ fest}$$
$$i = 1, \ldots, 5$$
$$\sum n_i = 200$$

Die Festlegung der Anzahl der Fälle aus den einzelnen Krankenhäusern
bedeutet also eine Quotierung der Fälle nach einem Faktor, der kein

kausaler Risikofaktor ist, aber mit mindestens einem potentiellen
Risikofaktor stark assoziiert ist (siehe Abb. 1). Diese Situation wird
bei Fall-Kontroll-Studien üblicherweise nicht angetroffen.

Bei den oben erwähnten Studien von VENA, ALTMAN et al. und JEDRYCHOWSKI
wurden bzw. werden innerhalb eines Gebietes die Fälle flächendeckend
erfaßt. Da in der Bundesrepublik Deutschland keine großen überregiona-
len Krebsregister existieren, läßt sich eine solche flächendeckende Erfassung nur durch Beteiligung aller Krankenhäuser, in denen Bronchialkarzinomfälle behandelt werden, erreichen. In der Pilotphase ist dies
nicht realisierbar, sollte jedoch für eine sich anschließende Hauptphase angestrebt werden.

3.3 Confounding

Unter Confounding versteht man eine Vermischung der Assoziation zwischen
Krankheit und Exposition, die nicht von der Zielvariablen selbst her-
rührt, sondern von einer Variablen, die mit der Exposition und der
Krankheit assoziiert ist, wobei letzterer Zusammenhang kausal ist
(BRESLOW & DAY, S. 93). Folgendes Beispiel möge diesen Sachverhalt verdeutlichen:
In der hier vorliegenden Studie zur Untersuchung von Luftverschmutzung
als Risikofaktor für Lungenkrebs muß ein Confounding durch Rauchen vermutet werden. Rauchen (die 'confounding variable' oder der 'confounder')
ist nachgewiesen als ein kausaler Risikofaktor für Lungenkrebs und ist
mit der Variablen Luftverschmutzung möglicherweise assoziiert. Ist diese
Assoziation positiv, d.h. Personen, die in luftverschmutzten Gebieten
gelebt haben, sind mit größerer Wahrscheinlichkeit Raucher als Personen,
die in Reinluftgebieten gewohnt haben, führt eine Nichtberücksichtigung
des Faktors Rauchen zu einer Überschätzung des relativen Risikos von
Luftverschmutzung. Auch der Faktor 'berufliche Belastung' muß als ein
Confounder angesehen werden, da Industriebetriebe, bei denen krebser-
regende Stoffe verarbeitet werden, vornehmlich in Ballungsgebieten,
also auch umweltbelasteten Gebieten, anzutreffen sind.

Der Sachverhalt des Confounding kann in grafischer Form verdeutlicht
werden (SCHLESSELMAN, S. 59).

Abbildung 1

A: Situationen, bei denen F ein Confounder für die Assoziation Exposition-Krankheit ist (<——> nicht-kausale Assoziation, ——> kausale Assoziation).

B: Situationen, bei denen F kein Confounder für die Assoziation Exposition-Krankheit ist.

Es gibt verschiedene Möglichkeiten, dem Problem des Confounding in Planung und Auswertung in der vorliegenden Fall-Kontroll-Studie zu begegnen.

- Beschränkung der Studienpopulation auf den Teil der Gesamtpopulation, der nur dem interessierenden Faktor ausgesetzt ist (nichtrauchende und nicht-arbeitende Frauen, s. 3.2).
- Matching nach allen potentiellen Confoundern (s. 3.4).
- Analyseverfahren, bei denen andere Risikofaktoren berücksichtigt werden (stratifizierte Anlayse und multivariate logistische Regressionsanalyse).

Die erste dieser Möglichkeiten ist bereits besprochen worden.
Die zweite Möglichkeit ist praktisch nicht durchführbar. Matching nach vielen Variablen führt zu großen Problemen bei der Bestimmung einer oder mehrerer geeigneter Kontrollen. Im übrigen ist keine Schätzung der relativen Risiken der Matchingvariable möglich (z. B. Rauchen und berufliche Belastung). Das Problem des Matching wird in dem folgenden Abschnitt behandelt.

3.4 Auswahl der Kontrollgruppe und Matching

Die Bestimmung von Art und Größe der Kontrollgruppe und das Problem,
Kontrollgruppen auszuwählen, ist vielleicht die wichtigste und schwie-
rigste Aufgabe bei der Durchführung einer Fall-Kontroll-Studie.
Es gibt zwei grundsätzlich verschiedene Möglichkeiten, Kontrollgruppen
zu ziehen: Krankenhauskontrollen und Populationskontrollen. Die Frage
nach der besseren Kontrollgruppe kann, wenn überhaupt, nur für den
Einzelfall beantwortet werden. Die Vorteile und Nachteile der beiden
Möglichkeiten wurden in der Literatur ausführlich diskutiert (FEINSTEIN
& HORWITZ, 1983; SCHUSTER & COOK, 1983; STAVRAKY & CLARKE, 1983).
Als Krankenhauskontrollen werden in der Regel Patienten zugelassen, die
wegen einer Krankheit behandelt werden, die von den untersuchten Faktoren unabhängig ist. Diese Auswahl ist schwierig und eine Kontrollgruppe,
die repräsentativ für die Allgemeinbevölkerung ist, ist nur angenähert
zu erhalten. Eine Verzerrung muß einkalkuliert werden (selection bias).
Populationskontrollen werden nach einem bestimmten Auswahlverfahren
(Stichprobe von Meldeämtern, random digit dialing) erhalten und reprä-
sentieren die Gesamtbevölkerung in der Regel besser. Der Nachteil dieses Verfahrens ist die geringere Responserate als bei Krankenhauskontrollen, die zu einer Verzerrung führen kann, wenn die Gruppe der
Nichtbeantworter eine von der allgemeinen Bevölkerung abweichende Teil-
gruppe darstellt (nonresponse bias). Zu berücksichtigen ist weiterhin
die unterschiedliche Interviewsituation im Krankenhaus und in der Woh-
nung.
In der Pilotphase unserer Studie werden beide Arten von Kontrollen gezogen, um nach Abschluß dieser Phase Aussagen über die für die mögliche
Hauptphase besser geeignete Kontrollgruppe machen zu können.

Die Frage des Matchens ist ein weiterer kritischer Punkt in unserer
Studie. Matching bedeutet, daß jedem Fall eine oder mehrere Kontrollen
zugeordnet werden, die dem Fall hinsichtlich verschiedener Variablen
(der Matchingvariablen) entsprechen. In einer Fall-Kontroll-Studie ist
der Hauptzweck des Matchens, daß damit Confounding durch die Variablen
kontrolliert wird, nach denen gematcht wird. In den meisten Fall-
Kontroll-Studien, so auch in der vorliegenden Studie, wird nach Alter
und Geschlecht gematcht, da beide den Effekt der Risikofaktoren
'confounden' können. Zu jedem Fall wird also eine (oder mehrere) Kon-
trolle(n) gematcht, die dasselbe Geschlecht hat und deren Alter nicht
mehr als einen bestimmten Wert, etwa 2 Jahre, von dem des Falls abweicht.
Wenn in der vorliegenden Studie zusätzlich nach dem Ort des Interviews

gematcht würde, wäre dies ein typischer Fall von Overmatching (BRESLOW & DAY, S. 104). Overmatching bedeutet, daß nach einem Faktor gematcht wird, der mit einem Risikofaktor assoziiert ist, selbst aber kein kausaler Risikofaktor ist. Es läßt sich leicht zeigen, daß bei Overmatching die Schätzer des relativen Risikos weiterhin unverzerrt sind, daß sich aber ihre Varianzen vergrößern.

Die Problematik des Overmatching in dieser Studie soll an einem Beispiel verdeutlicht werden.

Beispiel:

Sei der Faktor 'Luftverschmutzung' wie folgt definiert:

> Person i ist exponiert <=> Person i lebte mindestens 50 Jahre in einem stark oder mittel belasteten Gebiet

Diese Definition benutzte VENA (1982) in einer seiner Analysen.

Es ist unmittelbar klar, daß eine starke Assoziation zwischen dem Faktor 'Luftverschmutzung' und dem Ort des Interviews besteht. Es liegt die Situation von Abb. 1 B, rechts, vor. F (der Ort des Interviews) ist assoziiert mit dem Faktor E (Luftverschmutzung), ist aber kein kausaler Risikofaktor.
Sei die Anzahl der Fälle aus Reinluftgebieten 50, die Anzahl der Fälle aus belasteten Gebieten ebenfalls 50.
Es gelte weiter, daß jeweils 90 % aller Personen immer in einem Reinluftgebiet bzw. in einem belasteten Gebiet wohnten, d.h. $P_0 = 0.1$ bzw. 0.9.
Sei das relative Risiko für Luftverschmutzung 2 und sei weiter angenommen, es gäbe keine Confounder (diese Annahmen entsprechen nicht der Realität und sollen nur die prinzipiellen Schwierigkeiten verdeutlichen).
Matching nach F führt dann zu folgenden Tafeln (im Erwartungswert, bei odds ratio = 2):

F=0	E		
	0	1	
K	45	5	50
F	41	9	50

F=1	E		
	0	1	
K	5	45	50
F	2.6	47.4	50

Die erwartete Anzahl der diskordanten Paare ist dann

    8.1 + 4.7 = 12.8 (Fall exponiert, Kontrolle nicht exponiert)
    4.1 + 2.3 = 6.4 (Fall nicht exponiert, Kontrolle exponiert).

Von den insgesamt 100 Paaren würden also nur 19.2 einen Beitrag zur
Schätzung des relativen Risikos liefern. Der größte Teil der Daten
wäre für die Analyse ohne Nutzen.

Ohne Matching nach F ergibt sich:

	E		
	0	1	
K	66.6	33.3	100
F	50	50	100

Die erwartete Anzahl der diskordanten Paare ist dann

    33.3 (Fall exponiert, Kontrolle nicht exponiert)
    16.6 (Kontrolle exponiert, Fall nicht exponiert).

Um aus 100 Kontrollen 66.6 erwarten zu können, die keiner Luftverschmutzung ausgesetzt waren, muß also gelten:

    0.9 x + 0.1 (100-x) = 66.6
    => x = 70.75

Das heißt, es müssen 70.75 Kontrollen aus Reinluftgebieten und
100 - 70.75 = 29.25 Kontrollen aus belasteten Gebieten erwartet werden
bzw. die Wahrscheinlichkeit, daß eine Kontrolle aus einem Reinluftgebiet kommt, beträgt 0.7075.

Diese Zahlen haben allerdings keine praktische Bedeutung, denn bei der
Berechnung gehen Annahmen über das relative Risiko und über die Confounder ein. Beides ist a priori nicht verfügbar und es muß daher eine
Methode gefunden werden, die Wahrscheinlichkeiten zu bestimmen, daß
eine Kontrolle aus einem bestimmten Ort kommt.

Eine Methode soll nun vorgestellt werden.

Angenommen, die Einzugsbereiche der beteiligten Kliniken sind hinreichend genau bestimmbar. Die geschlechts- und altersspezifischen Sterberaten für Lungenkrebs können dann für die Einzugsbereiche der Kliniken bestimmt werden (Details werden an anderer Stelle gegeben). Sei weiter angenommen, daß die Sterberaten im gleichen Verhältnis zueinander stehen wie die Inzidenzraten. Dies ist eine plausible Annahme, da bei Lungenkrebs Inzidenzrate und Sterberate etwa in der gleichen Größenordnung liegen.

Es läßt sich zeigen (Details werden an anderer Stelle gegeben), daß eine Analyse ohne Matching nach F (dem Ort des Interviews) zu einer unverzerrten Schätzung des relativen Risikos für alle Risikofaktoren führen kann, wenn gilt

$$P(F=i \mid \text{Kontrolle}) = \frac{\dfrac{P(F=i \mid \text{Fall})}{SR_{F=i}}}{\sum_{j} \dfrac{P(F=j \mid \text{Fall})}{SR_{F=j}}}$$

wobei $SR_{F=i}$ die geschlechtsspezifische und altersstandardisierte Sterberate für den Einzugsbereich des Krankenhauses in Stadt i ist. Die Wahrscheinlichkeiten für die Auswahl der Kontrollen ergeben sich also aus den Wahrscheinlichkeiten für die Auswahl der Fälle, gewichtet mit den reziproken Werten der zugehörigen Sterberaten.

3.5 Analyseverfahren

Neben den klassischen Analysemethoden in Form der stratifizierten Analyse von 2x2-Tafeln, vgl. MANTEL & HAENSZEL (1959), werden für Fall-Kontroll-Studien heute auch kompliziertere, auf regressionsanalytischen Ansätzen beruhende Methoden,angewendet. Besonders zu nennen ist hierbei das logistische Modell, das zunächst für Kohortenstudien vorgeschlagen wurde, vgl. CORNFIELD, GORDON & SMITH (1961),CORNFIELD (1962).Eine Übersicht über Analyseverfahren findet man in dem Buch von BRESLOW & DAY (1980).

An dieser Stelle kann keine umfassende Beschreibung dieser Methoden gegeben werden, es soll nur aufgezeigt werden, daß die klassischen Analysemethoden auch heute noch ein unverzichtbarer Bestandteil der Epidemiologie sind, daß ihre Möglichkeiten aber auch begrenzt sind.

Angenommen, eine Studie über Luftverschmutzung als Risikofaktor für
Lungenkrebs liefert folgende 2x2-Tafel für die Variable 'Luftverschmutzung':

	nicht exponiert	exponiert	
Kontrollen	a	b	
Fälle	c	d	
			N

Das relative Risiko wird über das 'odds ratio' geschätzt.

$$\hat{\chi} = \frac{ad}{bc}$$

Dieser Schätzer berücksichtigt nicht Confounding durch andere Risikofaktoren, z. B. Rauchen. Dies geschieht in der klassischen Analyse
durch Stratifizierung nach den Ausprägungen der confounding variable.
Teilt man die Variable 'Rauchen' beispielsweise in drei Kategorien
ein, 'Raucher', 'Exraucher' und 'Nichtraucher' und stratifiziert man
nach diesen Ausprägungen, so erhält man drei 2x2-Tafeln. Das gemein-
same relative Risiko kann z. B. mit dem Mantel-Haenszel-Schätzer geschätzt werden:

$$\hat{\chi}_{MH} = \frac{\sum a_i d_i / N_i}{\sum b_i c_i / N_i}$$

Dieser Schätzer ist leicht zu berechnen und hat ähnlich gute Eigenschaften wie der Maximum-Likelihood-Schätzer (BRESLOW & DAY). Es ist
zu berücksichtigen, daß der MH-Schätzer nur dann interpretierbare Ergebnisse liefert, wenn der odds ratio zwischen den Strata konstant ist.

Es ist zu vermuten, daß eine Aufteilung des Faktors 'Rauchen' in drei
Kategorien nicht ausreichend ist, und daß auch bezüglich anderer Confounder, wie z. B. Exposition am Arbeitsplatz, stratifiziert werden
müßte. Die Anzahl der 2x2-Tafeln wird sehr groß und es kommt häufig
vor, daß Zellen unbesetzt bleiben. In diesem Fall bleiben Beobachtungen für den MH-Schätzer unberücksichtigt.
Die Anwendbarkeit der klassischen Analysen hat also ihre Grenzen, wenn
viele Risikovariablen gleichzeitig zu berücksichtigen sind oder wenn

relative Risiken in Abhängigkeit von einer stetigen Variablen, z. B.
Dosis eines Wirkstoffs, geschätzt werden sollen. Der Vorteil dieser
Verfahren liegt in ihrer einfachen Handhabung und leichter Interpre-
tierbarkeit.

Möchte man relative Risiken in Abhängigkeit von vielen Risikofaktoren
schätzen, muß auf höhere Analyseverfahren zurückgegriffen werden, deren
Anwendung nur mit Hilfe von Computern möglich ist.

Im logistischen Modell wird die Wahrscheinlichkeit für das Auftreten
der Krankheit in Abhängigkeit von einer Menge von Variablen
$\mathbf{x} = (x_1, \ldots, x_k)$ wie folgt definiert:

$$P(\text{Krankheit}|\mathbf{x}) = \frac{\exp(\alpha + \sum \beta_k x_k)}{1 + \exp(\alpha + \sum \beta_k x_k)} \quad ,$$

oder, unter Benutzung der logit-Transformation $\text{logit}(P) = \log\left(\frac{p}{1-p}\right)$

$$\text{logit}(\text{Krankheit}|\mathbf{x}) = \alpha + \sum \beta_k x_k \ .$$

Die Koeffizienten β_k können mit ML-Methoden geschätzt werden. Als sehr
nützlich erweist sich hierbei das Softwarepaket GLIM (BAKER & NELDER,
1978). Die relativen Risiken sind

$$R(\mathbf{x}) = \exp(\mathbf{x}\beta') \ .$$

Die relativen Risiken sind damit als multiplikativ angenommen, d.h., bei
gleichzeitigem Auftreten der Faktoren A und B mit den einzelnen relativen Risiken R_A und R_B ist das relative Risiko das Produkt der einzelnen
Werte, $R_A R_B$. Diese Annahme erwies sich in verschiedenen Fällen als un-
zutreffend (GARDNER & MUNFORD, 1980). In jüngster Zeit werden verschiedene allgemeine Modelle diskutiert, auf die hier nur verwiesen werden
soll (BRESLOW & STORER, 1985; DAYAL, 1980; BERRY, 1980).
Die hier beschriebenen methodischen Aspekte bei der Planung von Fall-
Kontroll-Studien stellen nur einen Teil der Probleme dar. Nicht behandelt wurden z. B.
- Misklassifikation
- Quantifizierung der Risikofaktoren
- Zeit-Wirkungsmodelle
- matched logistic regression

Auf diese Probleme werden wir an anderer Stelle eingehen.

LITERATUR

Baker, R.J.; Nelder, J.A. (1978) The GLIM system: release 3. Oxford:
    Numerical Algorithms Group.

Becker, N.; Frentzel-Beyme, R.; Wagner, G. (1984) Krebsatlas der
    Bundesrepublik Deutschland, 2. Auflage, Springer-Verlag, Berlin,
    Heidelberg, New York, Tokyo.

Berry, G. (1980) Dose response in case-control studies. J. Epidemiol.
    Community Health 34: 217-22

Breslow, N.E.; Day, N.E. (1980) Statistical methods in cancer
    research. I. The analysis of case-control studies. IARC Scientific
    Publications No. 32. Lyon: IARC.

Breslow, N.E.; Storer, B.F. (1985) General Relative Risk Functions
    for Case-Control Studies. American Journal of Epidemiology, Vol.
    122, No. 1, 149-161.

Cornfield, J. (1962) Joint dependence of risk of coronary heart
    disease on serum cholesterol and systolic blood pressure: a
    discriminant function analysis. Federation Proceedings 21:
    58-61.

Cornfield, J.; Gordon, T.; Smith W.W. (1961) Quantal response
    curves for experimentally uncontrolled variables. Bulletin of
    the International Statistical Institute 38: 97-115.

Cox, D.R. (1970) Analysis of Binary Data. Methuen, London.

Dayal, H.H. (1980) Additive excess risk model for interaction in
    retrospective studies. J. Chronic Dis. 33: 653-60.

Feinstein, A.R.; Horwitz, R.I. (1983) On Choosing The Control Group
    in Case-Control-Studies. J. Chron. Di., Vol. 36, Nr. 4, S.311-313.

Gardner, M.J.; Munford, A.G. (1980) The combined effect of two fac-
    tors on disease in a case-control study. Appl. Stat. 29:276-81.

Greiser, E.; Jöckel, K.-H.; Molik, B.; Timm, J.; Wichmann, H.E.
    (1984) Überlegungen zu einem Studiendesign zur Erfassung der
    Wirkung von Luftverschmutzung, Arbeitsplatzexposition und Rau-
    chen auf die Entstehung des Bronchialkarzinoms. Unveröffent-
    lichtes Manuskript. Bremen, Düsseldorf.

Mantel, N.; Haenszel, W. (1959) Statistical aspects of the analysis
    of data from retrospective studies of disease. Journal of the
    National Cancer Institute 22: 719-748.

Muir, C.S.; Wagner, G., eds. (1985) Directory of On-going Research
    in Cancer Epidemiology 1985, Lyon, International Agency for
    Research on Cancer (IARC Scientific Publications No. 69).

Schlesselman, J.J. (1974) Sample size requirements in cohort and case-control studies of disease. American Journal of Epidemiology 99: 381-384.

Schlesselman, J.J. (1982) Case-control studies. Design, conduct and analysis. Oxford: Oxford University Press.

Shuster, J.; Cook, B. (1983) Hospital or Population Controls: a Discussion. J. Chron. Dis., Vol. 36, Nr. 4, S. 315-316.

Stavraky, K.; Clarke, E.; Aileen, E. (1983) Hospital or Population Controls? An unanswered Question. J. Chron. Di., Vol. 36, Nr. 4, S. 301-307.

Vena, J.E. (1982) Air Pollution as a Risk Factor in Lung Cancer, American Journal of Epidemiology, Vol. 116, No. 1, S.42-56.

Dipl. Stat. H. Becher
Bremer Inst. für Präventionsforschung
und Soialmedizin
Präsident Kennedy Platz 1
2800 Bremen 1

LUFTVERUNREINIGUNGEN UND ANDERE RISIKOFAKTOREN DES BRONCHIALKARZINOMS[*]

H.E. Wichmann[1], B. Molik[1], F. Pott[1], K.H. Jöckel[2]

1) Med. Institut für Umwelthygiene an der Universität Düsseldorf
2) Bremer Institut für Präventionsforschung und Sozialmedizin, Universität Bremen
* gefördert vom Umweltbundesamt Berlin

ZUSAMMENFASSUNG

Mortalitätsstatistiken zeigen für die Bundesrepublik eine auffällige Häufung des
Bronchialkarzinoms in Industrieregionen. Vor einer unkritischen Bewertung dieser
Daten ist jedoch zu warnen, denn zumindest in ausländischen Studien ließ sich der
größte Teil dieses Stadt-Land-Gefälles durch Unterschiede im Rauchverhalten und
in der berufsbedingten Exposition gegenüber kanzerogenen Noxen erklären.

Der Nachweis eines zusätzlichen Einflusses von Luftverunreinigungen ist nur bei
adäquater Berücksichtigung von Risikofaktoren zu führen, die ähnlich groß oder
größer sind. Neben den natürlichen Einflußgrößen Alter und Geschlecht und den exogenen Risiken Rauchen und Berufsbelastung sind hier das Passivrauchen, die Ernährung sowie möglicherweise die Strahlenbelastung durch Radon zu nennen. Für diese
Risiken werden Abschätzungen angegeben.

1. EINLEITUNG

Schlägt man ein Lehrbuch der Toxikologie, der Klinik oder der Pathologie des Bronchialkarzinoms auf, so findet man regelmäßig einen Satz, der etwa lautet: 'Neben
dem Rauchen wird vor allem die allgemeine Luftverunreinigung als eine Ursache des
Bronchialkarzinoms diskutiert'. Diese Aussage basiert zumindest für die Bundesrepublik auf einem Eindruck und weniger auf fundierten epidemiologischen Untersuchungen. Im folgenden soll der vorhandene Wissensstand über die Verhältnisse in
unserem Land zusammengetragen und mit den ausführlicheren ausländischen Erkenntnissen verglichen werden. Gemeinsam mit Überlegungen zur Fallzahlabschätzung [2]
ergibt sich hieraus ein Studiendesign [29], welches Grundlage einer Pilotstudie
ist, die gegenwärtig in Nordrhein-Westfalen und Norddeutschland durchgeführt wird.

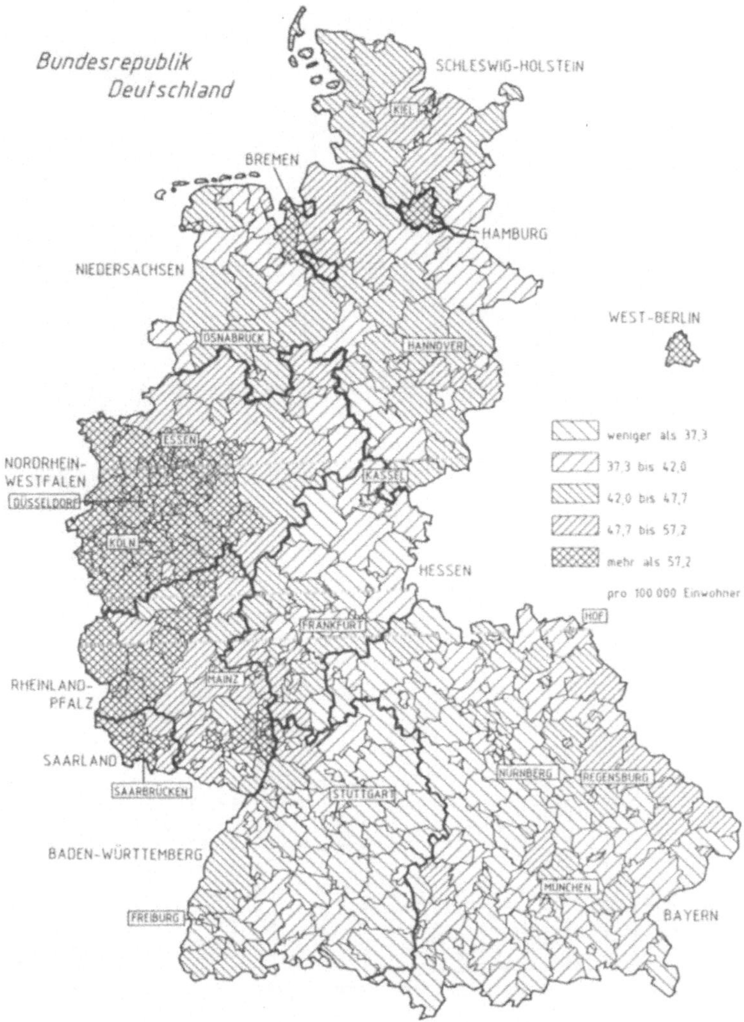

Abb. 1   Lungenkrebsmortalität bei **Männern** (1976 – 80),
bezogen auf den Altersaufbau der Weltbevölkerung [40]. aus [3]

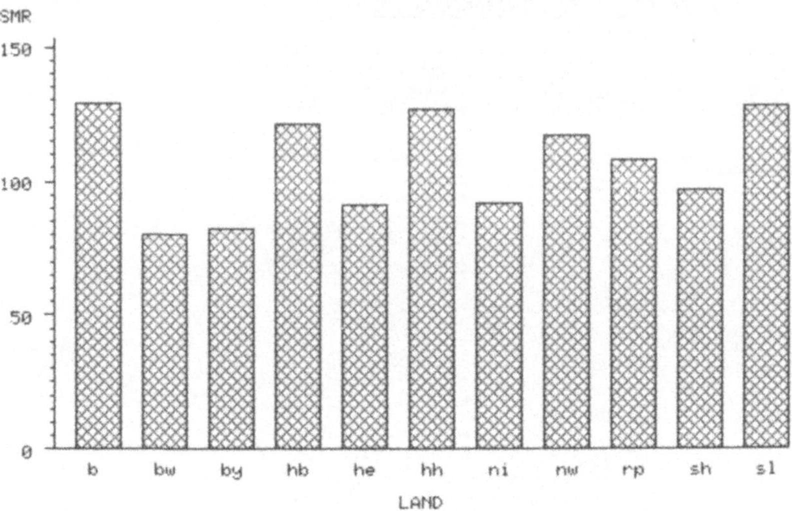

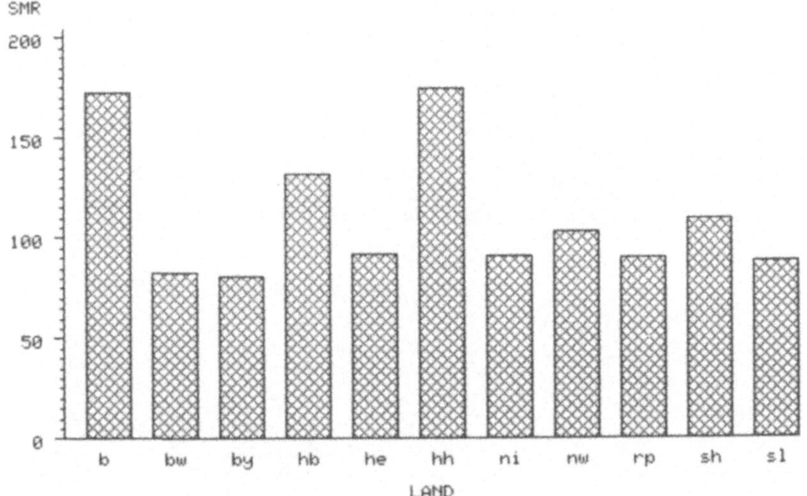

Abb. 2   Standardisierte Mortalitätsratio (SMR) für bösartige Tumoren der Lunge, des Brustfells und des Mediastinums (ICD 162/163) in den Bundesländern 1970-78.

b = Berlin, bw = Baden-Württemberg, by = Bayern, hb = Bremen,
he = Hessen, hh = Hamburg, ni = Niedersachsen, nw = Nordrhein-Westfalen,
rp = Rheinland-Pfalz, sh = Schleswig-Holstein, sl = Saarland
(oben: Männer: 100% = 81.1/100 000, unten: Frauen: 100% = 9.1/100 000,
jeweils bezogen auf den Altersaufbau der Bundesrepublik Deutschland
1970). [10]

2. MORTALITÄTSDATEN

Eine wichtige Datenquelle der epidemiologischen Forschung ist die Mortalitätsstatistik. Der Krebsatlas in Abb. 1 zeigt bei Männern eine auffällige Häufung
des Bronchialkarzinoms in Nordrhein-Westfalen, in Teilen von Rheinland-Pfalz und
des Saarlandes sowie in Berlin und Hamburg. In diesen Bundesländern ist das standardisierte Mortalitätsratio (SMR) anderthalb bis zwei Mal so hoch wie in Baden-
Württemberg oder Bayern (Abb. 2). Betrachtet man die Situation innerhalb von
Nordrhein-Westfalen genauer, so zeigt sich hier eine auffällige Substruktur (Abb.
3). Man erkennt einen deutlichen Gradienten in der Lungenkrebsmortalität von den
Ballungszentren an Rhein und Ruhr hin zu den ländlichen Gebieten, insbesondere
in Nord- und Ostwestfalen. Neben diesem ausgeprägten Stadt-Land-Unterschied zeigt
sich zudem der generelle Anstieg der Todesursache Bronchialkarzinom auch in Nordrhein-Westfalen (Abb. 4). Dieses Bild faßt nochmals die wichtigsten Punkte für
das Bronchialkarzinom beim Mann zusammen: 1) Ansteigende Tendenz bis zum Beginn
der 80er Jahre, 2) Die Mortalitätsrate im Ruhrgebiet ist etwa 50% höher als in
Nord- und Ostwestfalen.

Für Frauen sieht die Situation noch erheblich günstiger aus (Abb. 5). Auch hier
gibt es eine ansteigende Mortalitätsrate, diese liegt heute etwa bei 1/8 derjeni-
gen der Männer, doch der Abstand wird kleiner. Auch bei den Frauen gibt es ein
Stadt-Land-Gefälle (Abb. 6), wenn auch weniger ausgeprägt als bei den Männern.

Diese Abbildungen machen das gehäufte Auftreten des Bronchialkarzinoms in stark
industrialisierten Regionen deutlich, sie bergen aber die Gefahr von Mißverständ-
nissen, wenn sie voreilig und unkritisch interpretiert werden, und, wie wir noch
sehen werden, ist in der Tat die nächstliegende Interpretation dieser Karten
wahrscheinlich nicht die richtige.

Das leitet über zur generellen Diskussion der Problematik von Mortalitätsdaten.
Bei diesen ergeben sich nämlich zwei Probleme: das Problem der Verläßlichkeit und
das Problem der Vergleichbarkeit der Daten.

2.1 Verläßlichkeit von Mortalitätsangaben

Hinsichtlich der Verläßlichkeit von Mortalitätsdaten findet man ein breites Spektrum von Bewertungen, wobei die Totenscheinangaben für Karzinome als relativ ver-
läßlich angesehen werden [17]. Dennoch gibt es auch hierzu kritische Arbeiten aus

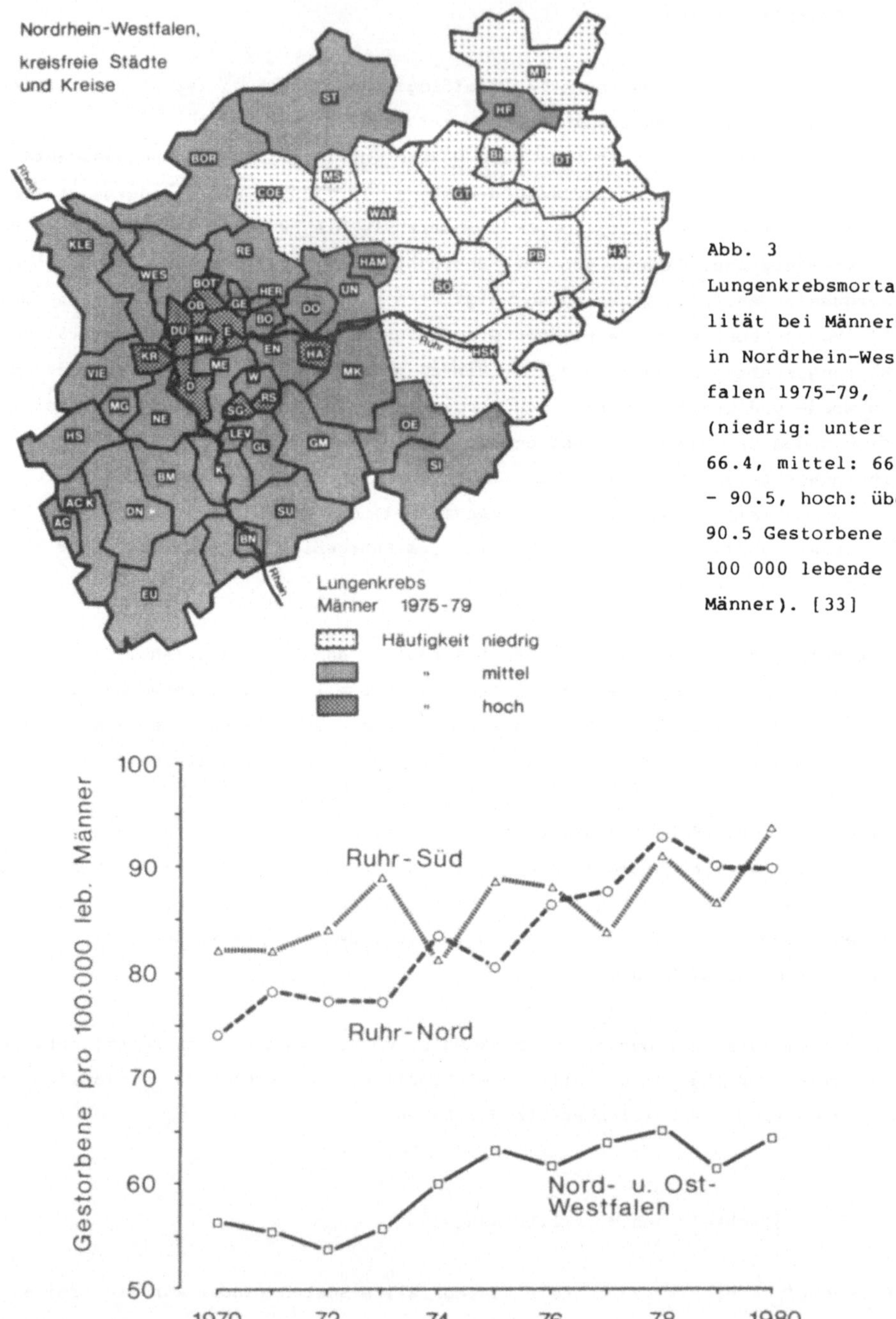

Abb. 3
Lungenkrebsmorta-
lität bei Männern
in Nordrhein-West-
falen 1975-79,
(niedrig: unter
66.4, mittel: 66.4
- 90.5, hoch: über
90.5 Gestorbene je
100 000 lebende
Männer). [33]

Abb. 4 Lungenkrebsmortalität bei Männern in Nordrhein-Westfalen, 1970-80
Zeitliche Entwicklung im Ruhrgebiet (hochindustrialisiert) bzw. in Nord-
und Ost-Westfalen (ländlich), altersstandardisiert auf NW. [33]

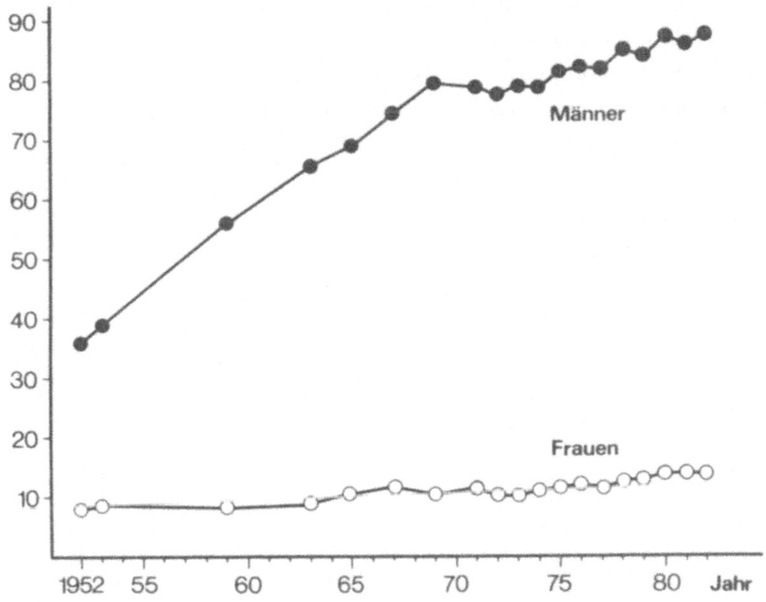

Abb. 5 Zeitliche Entwicklung der Lungenkrebsmortalität bei Frauen und Männern
in Nordrhein-Westfalen (altersstandardisiert auf BRD) [50]

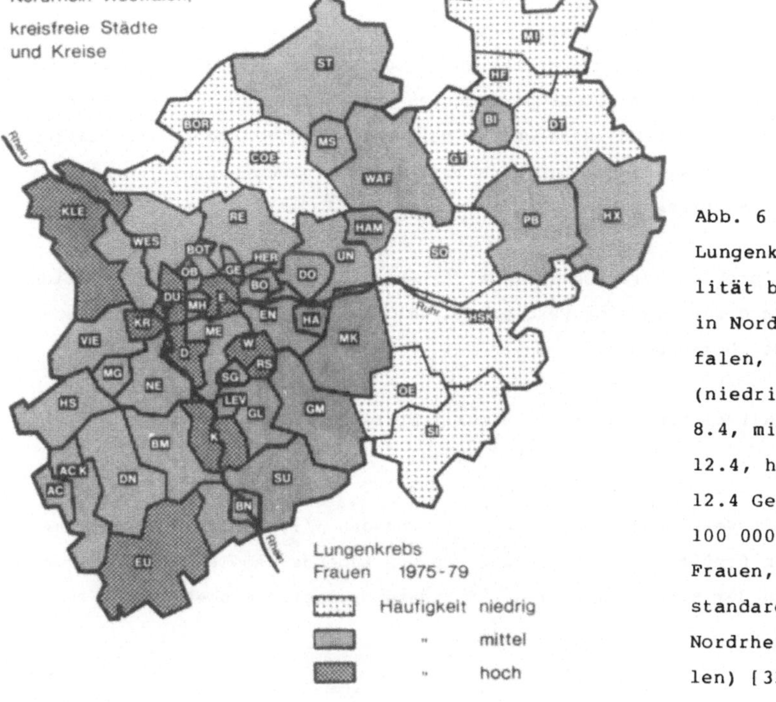

Abb. 6
Lungenkrebsmorta-
lität bei Frauen
in Nordrhein-West-
falen, 1975-79,
(niedrig: unter
8.4, mittel: 8.4 -
12.4, hoch: über
12.4 Gestorbene pro
100 000 lebende
Frauen, alters-
standardisiert auf
Nordrhein-Westfa-
len) [33]

jüngster Zeit. So ließen sich in den Untersuchungen von Höpker und Burkhardt [27] nur 75% der Totenscheindiagnosen 'Lungenkrebs' auch pathologisch-anatomisch bestätigen. Noch irritierender ist die Angabe der Autoren, daß von den autoptisch gesicherten Bronchialkarzinomen in ihrem Sektionsgut nur bei einem Drittel auf dem Totenschein diese Diagnose eingetragen ist (Tabelle 1).

Tabelle 1: Obduktionsergebnisse in Hinblick auf die Gültigkeit von Totenscheinangaben [27]

klinische Diagnose der Todesbescheinigung

		+	−	Zeilensumme
pathologisch-	+	238 (3,8 %)	480 (7,7 %)	718 (11,5 %)
anatomische				
Diagnose	−	81 (1,3 %)	5464 (87,2 %)	5545 (88,5 %)
Spaltensumme:		319 (5,1 %)	5944 (94,9 %)	total: 6263 (100 %)

2.2 Vergleichbarkeit von Mortalitätsdaten

Das Problem der Vergleichbarkeit betrifft mehrere Teilaspekte. Hierzu zählen unterschiedliche diagnostische Kriterien, Unterschiede im Codierungsverhalten bei der Verschlüsselung der Totenscheinangaben und Unterschiede in der Bezugspopulation. Diese Aspekte sind insbesondere beim Vergleich von Mortalitätszahlen verschiedener Länder wichtig, aber auch beim 'historischen' Vergleich älterer und jüngerer Mortalitätsangaben.

Für das Teilproblem unterschiedlicher Altersstrukturen gibt es die Möglichkeit, durch Standardisierung eine Vergleichbarkeit zu erreichen. Dies geschieht z.B. mit Hilfe der Beziehung

$$\text{direkt altersstandardisierte Mortalitätsrate} = \sum_{i=1}^{n} f(i) * p_S(i) \, / \, a(i)$$

in welche die Verstorbenen $f(i)$ und die Lebenden $a(i)$ in der Altersklasse i der betrachteten Population (bezogen auf 100 000 Lebende) sowie der Anteil der Lebenden $p_S(i)$ in der Altersklasse i der Standardpopulation eingehen.

In Abb. 1 ist als Standardpopulation die Weltbevölkerung von SEGI [40] als Bezug
gewählt, um einen internationalen Vergleich zu ermöglichen. Diese Mortalitätsrate
ist deutlich niedriger als bei der Standardisierung auf die Bevölkerung der Bundesrepublik (Abb. 2, 5) oder auf die Bevölkerung Nordrhein-Westfalens (Abb. 3, 4,
6), da der Lungenkrebs eine Erkrankung des höheren Lebensalters ist, die Weltbevölkerung aber jünger ist als die deutsche Bevölkerung.

Ein ähnliches Phänomen läßt sich beim Vergleich der Altersstruktur von Männern und
Frauen in Nordrhein-Westfalen beobachten. In Abb. 7 ist der Altersaufbau der Bevölkerung für Männer und Frauen getrennt aufgeführt. Wie man sieht, sind die Kurven für beide Geschlechter bis zum 50. Lebensjahr fast deckungsgleich und zeigen
die typischen bundesrepublikanischen Charakteristika - von den Kriegsfolgen bis
hin zum Pillenknick. Jenseits des 50. Lebensjahres klaffen die Kurven jedoch weit
auseinander, und man findet einen deutlich höheren Anteil von älteren Frauen.

Welche Konsequenzen diese Unterschiede auf die Krebsmortalität haben, zeigt Abbildung 8: Die oberen Kurven geben die nicht altersstandardisierte Mortalitätsrate
für Männer und Frauen wieder. Demgegenüber ist in der unteren Kurve der unterschiedliche Altersaufbau der weiblichen und männlichen Bevölkerung berücksichtigt:
Die Raten oberhalb des 50. Lebensjahres werden kleiner, und der Grund hierfür ist
die vorher gezeigte niedrigere Lebenserwartung der Männer. Diese Darstellung, die
in gleicher Weise auch für den Lungenkrebs gilt, bedeutet somit, daß die Mortalitätsrate der Frauen für das Bronchialkarzinom noch niedriger wäre, wenn Frauen die
gleiche Lebenserwartung hätten wie Männer. Wie Tabelle 2 zeigt, sinkt die Mortalitätsrate der Frauen in Nordrhein-Westfalen durch diese Standardisierung von 10.9
/100.000 auf 7.6/100.000. Das Geschlechtsverhältnis Mann zu Frau beim Bronchialkarzinom beträgt somit nicht 8:1, sondern 11:1, wenn man die unterschiedliche
Lebenserwartung von Männern und Frauen adäquat berücksichtigt.

Tabelle 2: Lungenkrebsmortalität in Nordrhein-Westfalen 1975-79 in Abhängigkeit
            vom Altersaufbau (pro 100 000)

		Frauen	Männer
Berücksichtigung des unter-	nein	10.9/100000 [*]	79.8/100000 [+]
schiedlichen Altersaufbaus der			
weibl. und männl. Bevölkerung	ja	7.6/100000 [+]	79.8/100000 [+]

[+] : bezogen auf den Altersaufbau der männlichen Bevölkerung in NW

[*] : bezogen auf den Altersaufbau der weiblichen Bevölkerung in NW

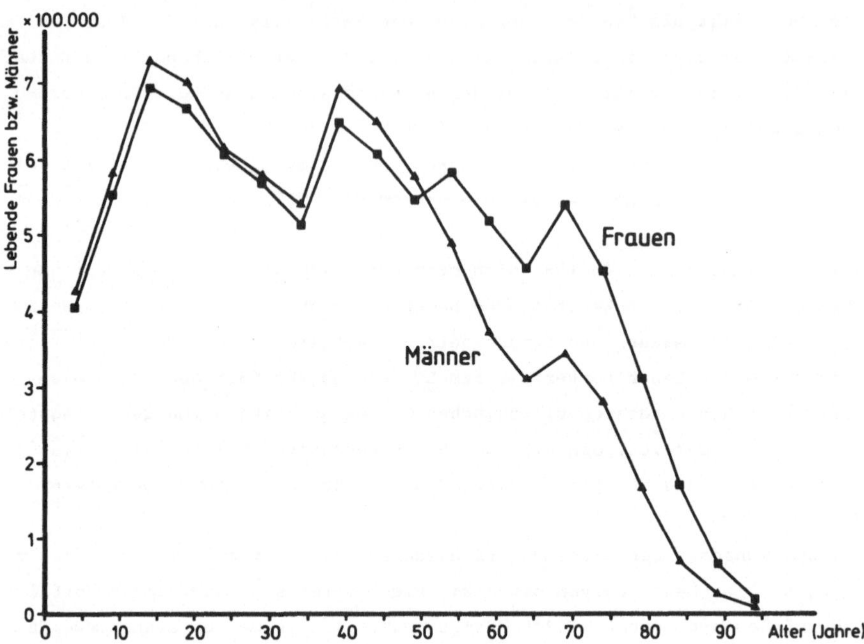

Abb. 7   Altersaufbau der Bevölkerung von Nordrhein-Westfalen, Mittelwert für
1975-1979. [33]

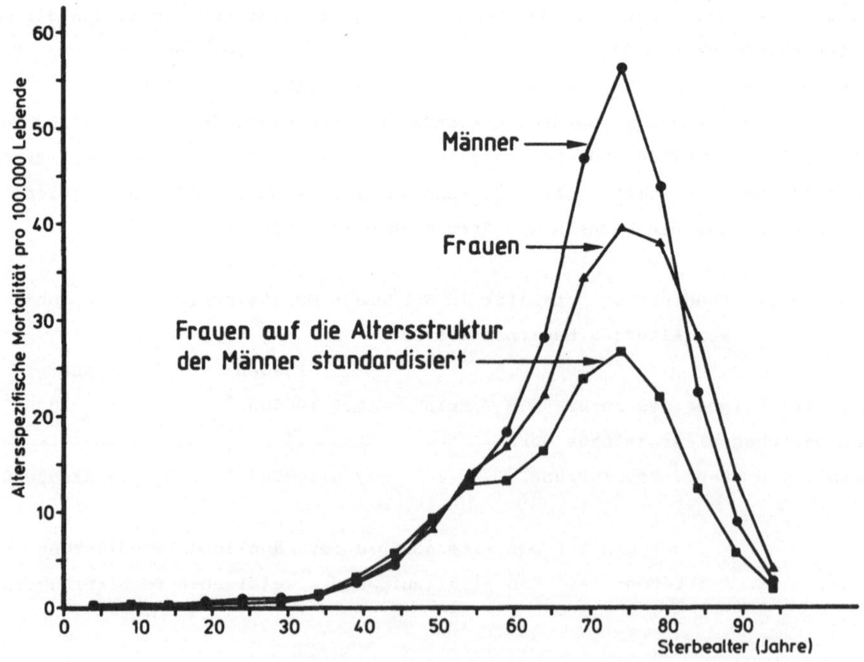

Abb. 8   Altersspezifische Mortalitätsraten für bösartige Neubildungen (1975-79)
von Männern (oben), von Frauen (Mitte) und von Frauen, standardisiert
auf die Altersstruktur von Männern (unten). [33]

Abgesehen von diesem 'Teilerfolg' durch die Altersstandardisierung bleiben aber die anderen Fragezeichen hinsichtlich der Vergleichbarkeit und der Validität der Diagnosen auf dem Totenschein bestehen. Zusammenfassend läßt sich daher feststellen, daß Mortalitätsdaten zwar eine gewisse Deskription zulassen, daß sie aber nur zurückhaltend zu interpretieren sind. Sie eignen sich zum Aufzeigen von Auffälligkeiten, denen man mit anderen Verfahren nachgehen sollte, z.B. mit Morbiditätsuntersuchungen.

3. MORBIDITÄTSUNTERSUCHUNGEN, RISIKOFAKTOREN

Neben der größeren Verläßlichkeit der diagnostischen Angaben ist es vor allem die Möglichkeit der Erfassung von Risikofaktoren durch Untersuchen oder Befragen von Patienten, durch welche Morbiditätsstudien den Mortalitätsanalysen überlegen sind. Die wichtigsten Risikofaktoren beim Bronchialkarzinom sind in Tabelle 3 dargestellt.

Tabelle 3: Risikofaktoren des Lungenkrebses

natürliche Faktoren: Alter

                         Geschlecht

                         (genetische Faktoren)

starke nichtnatürliche
Einflußgrößen: Rauchen

                         berufliche Belastung

weitere (mögliche)
Risikofaktoren: Luftverunreinigung

                         Ernährung, insbesondere Vitamin A -Mangel

                         Exposition gegenüber Radon und Radonspaltprodukten

                         sozioökonomische Faktoren

                         psychosoziale Faktoren ("life events")

Die Tatsache, daß das Bronchialkarzinom bei jungen Menschen selten ist und mit dem Alter deutlich zunimmt, dürfte mit der langen Latenzzeit von 20-30 Jahren und der Tatsache zusammenhängen, daß die kumulative Schädigung durch Umweltnoxen beim alten Menschen höher ist als beim jungen. Somit ist das Alter ein echter Risikofaktor.

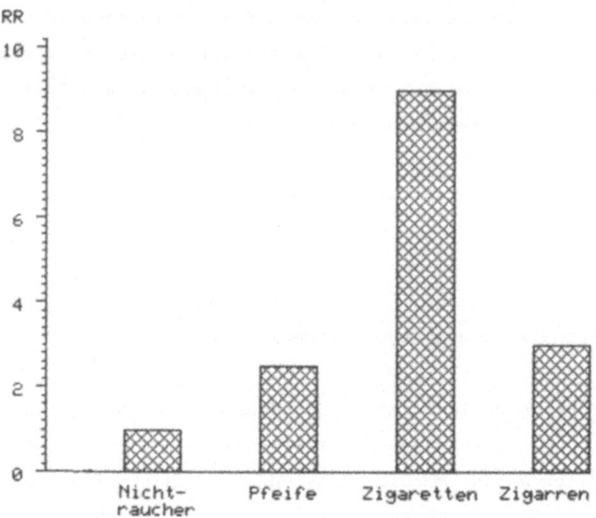

Abb. 9 Lungenkrebsrisiko und Rauchen, aufgeteilt nach Tabakprodukten [31]

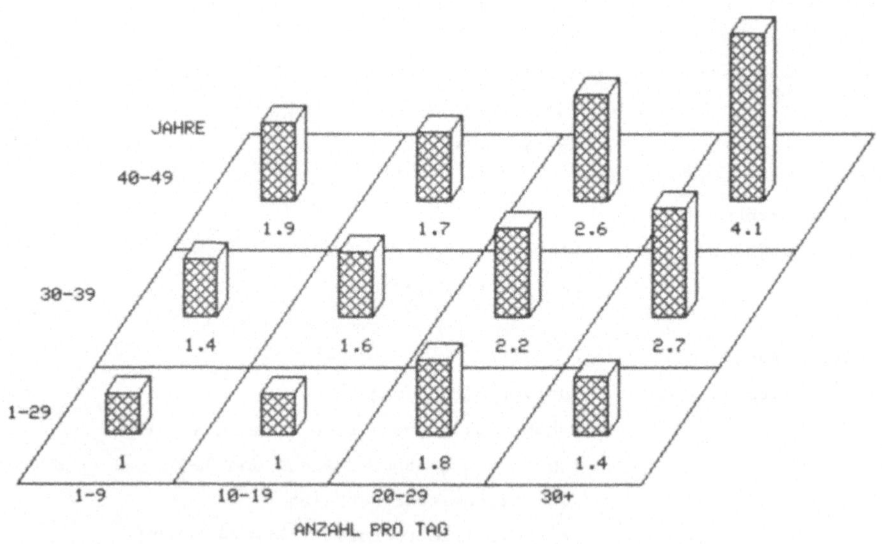

Abb. 10 Lungenkrebsrisiko und Rauchen aufgeteilt nach Tabakprodukten und
Raucherjahren [31]

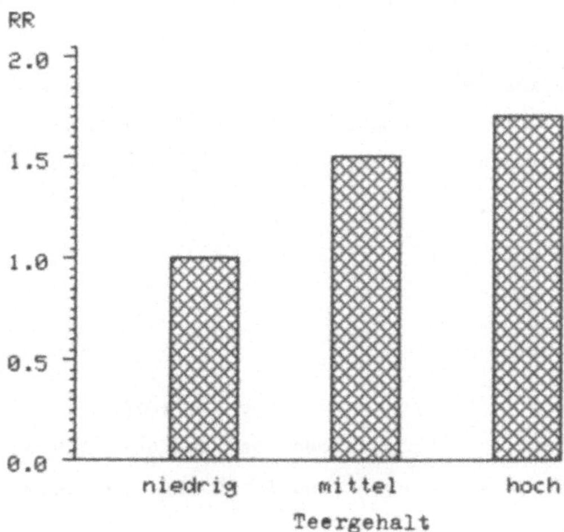

Abb. 11 Lungenkrebsrisiko und Rauchen, aufgeteilt nach Teergehalt [31]

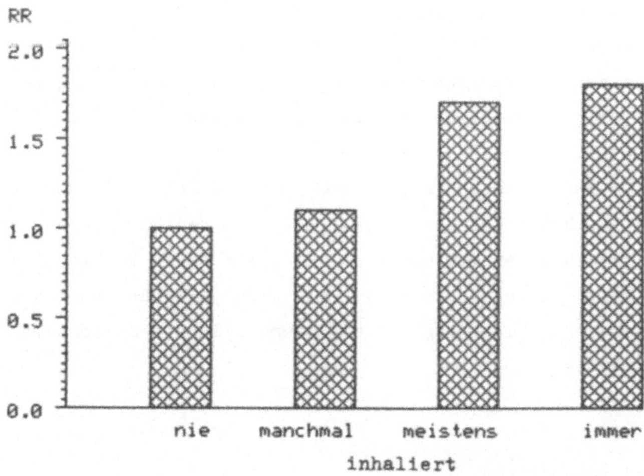

Abb. 12 Lungenkrebsrisiko und Rauchen aufgeteilt nach Inhalationshäufigkeit (Männer, Filter- und Nichtfilter-Zigaretten) [31]

Ob das Geschlecht auch ein echter Risikofaktor ist oder ob die ausgeprägten Er-
krankungsunterschiede zwischen Mann und Frau lediglich Unterschiede in der Ar-
beits- und Lebensweise zwischen den Geschlechtern widerspiegeln, ist demgegenüber
eine offene Frage. Doll [11] und Garfinkel [18] jedenfalls kommen zu dem Ergebnis,
daß die altersstandardisierten Mortalitätsraten für nichtrauchende Frauen und
Männer etwa gleich sind.

3.1 Rauchen

Der mit Abstand wichtigste nichtnatürliche Risikofaktor ist das Zigarettenrauchen.
In den USA und in England wurde in den 50er und 60er Jahren der Nachweis erbracht,
daß das Rauchen häufig zum Lungenkrebs führt [14, 23, 24], und über 90% der Lun-
genkrebspatienten sind Raucher [34].

Mittlerweile gibt es auch Zahlen für Mitteleuropa, etwa die Studie von Lubin et
al. [31]. Sie demonstriert, daß das relative Risiko der Zigarettenraucher etwa bei
10 liegt (Abb. 9), während das Lungenkrebsrisiko der Zigarren- und Pfeifenraucher
im Vergleich dazu deutlich niedriger ist. Das Risiko steigt mit der Zigarettenzahl
und der Dauer des Rauchens an (Abb. 10), ebenso mit dem Teergehalt der Zigarette
(Abb. 11) und der Inhalationstiefe (Abb. 12). Nach Beendigung des Rauchens sinkt
es wieder ab (Abb. 13), erreicht aber nicht den Wert für Nichtraucher.

Insgesamt ergeben die Abschätzungen von Doll und Peto [12] und Hammond [24] für
die USA, daß ca. 80% - 90% der Lungenkrebsfälle bei Männern und ca. 30% - 60% bei
Frauen durch das Rauchen bedingt sind. Wie weit diese Zahlen auch für unser Land
gelten, muß offen bleiben, zumal sich die Rauchgewohnheiten bei uns hinsichtlich
Zigarettenkonsum, Inhalationstiefe und Stummellänge deutlich von den amerikanischen unterscheiden.

3.2 Berufliche Exposition

Der zweite wichtige Risikofaktor ist die berufliche Belastung. Eine Exposition
z.B. gegenüber Chromatstaub [9], Nickel [4], Pestiziden, Arsen [30], Dichlordi-
methyläther [15] erhöht das Risiko, ein Bronchialkarzinom zu entwickeln, Arbeiter der Gummiindustrie [1, 46], in Eisengießereien [48] und Kokereien [32] sind
durch die dort auftretenden inhalativen Noxen gefährdet. Ein besonders wichtiges
Beispiel sind die Arbeiter in der asbestverarbeitenden Industrie [24]. Deren

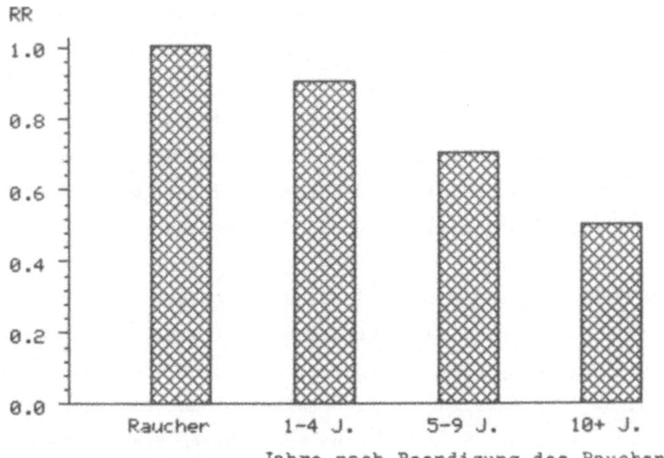

Abb. 13 Lungenkrebs nach Beendigung des Rauchens. [31]

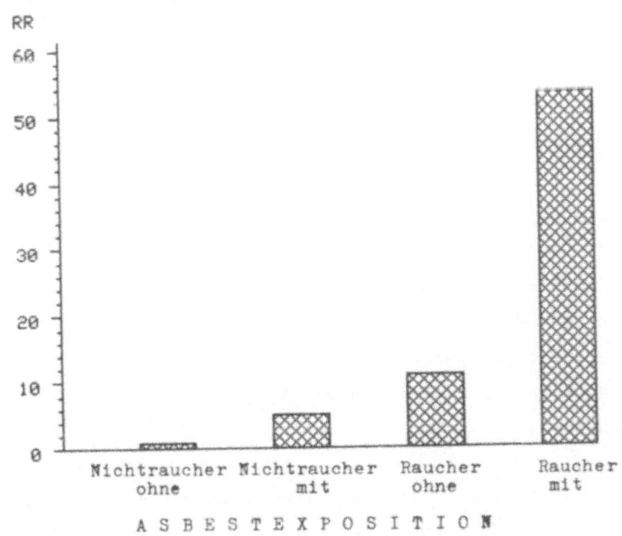

Abb. 14 Lungenskrebsrisiko bei Rauchen und Asbestexposition. [24]

relatives Risiko ist bei Nichtrauchern etwa 5 und bei Rauchern sogar etwa 50,
wobei sich die Wirkung der beiden Kanzerogene Zigarettenrauch und Asbeststaub
zu multiplizieren scheint (Abb. 14).

Häufig findet sich auch in Berufen ohne spezifische Gefährdung eine erhöhte Zahl
von Bronchialkarzinomen, so bei Kraftfahrern [45] oder bei Kellnern, Barmixern,
Friseuren, auch nach Standardisierung auf das Rauchen [16].

Insgesamt schätzen Doll und Peto [12] für die USA, daß 15% der männlichen und 5%
der weiblichen Lungenkrebsfälle beruflich bedingt sind. Pott [36] wies darauf
hin, daß in der Bundesrepublik Deutschland auch dann noch eine große Kluft zwischen der Zahl der berufsbedingten Krebsfälle und der Zahl der durch die gewerb-
lichen Berufsgenossenschaften als solche anerkannten Krebsfälle besteht, wenn man
annimmt, daß die beruflichen Ursachen in der Bundesrepublik nur halb so häufig
sind wie in den USA. Bereits die durch Asbest bedingten Krebsfälle lassen sich
auf Grund von epidemiologischen Studien auf gegenwärtig etwa 1000 pro Jahr schätzen (mittlere Schätzung), während in den letzten Jahren jährlich nur etwa 100
von den Berufsgenossenschaften anerkannt wurden.

3.3 Luftverunreinigung

Wie sieht es mit dem Risikofaktor Luftverunreinigung aus? Zahlreiche ausländische
Studien [13, 22, 42] zeigen ein ausgeprägtes Stadt-Land-Gefälle hinsichtlich der
Lungenkrebsmortalität, welches zwischen 1.5 und 2 liegt, wie es auch für Nordrhein-Westfalen gefunden wird [33, 45]. Ist man den Ursachen nachgegangen, dann
ließ sich der Unterschied jedoch überwiegend durch ein unterschiedliches Rauchverhalten erklären. Deshalb schätzen die meisten Autoren, daß das wirkliche Risiko der Luftverunreinigung in den USA bei wenigen Prozent liegt.

Als krebsauslösende Stoffe in der Außenluft sind vor allem die polyzyklischen
aromatischen Kohlenwasserstoffe zu nennen [35]. Ihre Konzentration wurde
früher nur über einen ihrer Komponenten, nämlich das Benzo(a)pyren, charakterisiert [38]. Die Konzentration von Benzo(a)pyren in amerikanischen Sädten war in
den sechziger Jahren, also in einem Zeitraum, der wegen der Latenzzeit des Bronchialkarzinoms für die heute auftretenden Lungenkrebsfälle relevant ist, vergleichsweise niedrig (Abb. 15). In anderen Ländern waren die Werte etwas höher,
im Ruhrgebiet dagegen waren sie 50 bis 100 mal so hoch wie in den USA. Lassen
sich unter diesen Voraussetzungen die amerikanischen Abschätzungen zum Einfluß

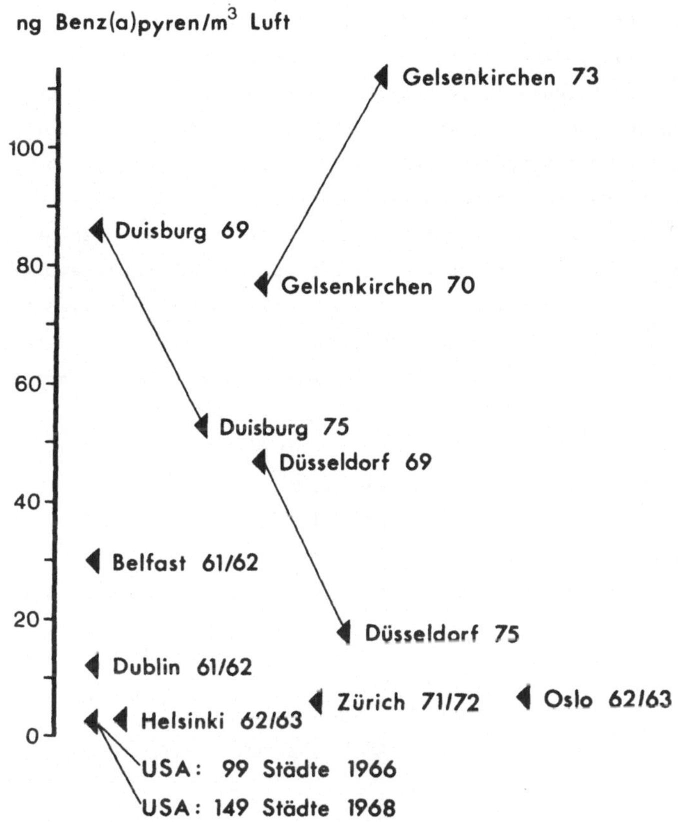

ng Benz(a)pyren/m³ Luft

Abb. 15
Benzo(a)pyrenkonzen-
tration in mehreren
Städten (aus [37],
Lit. in [35])

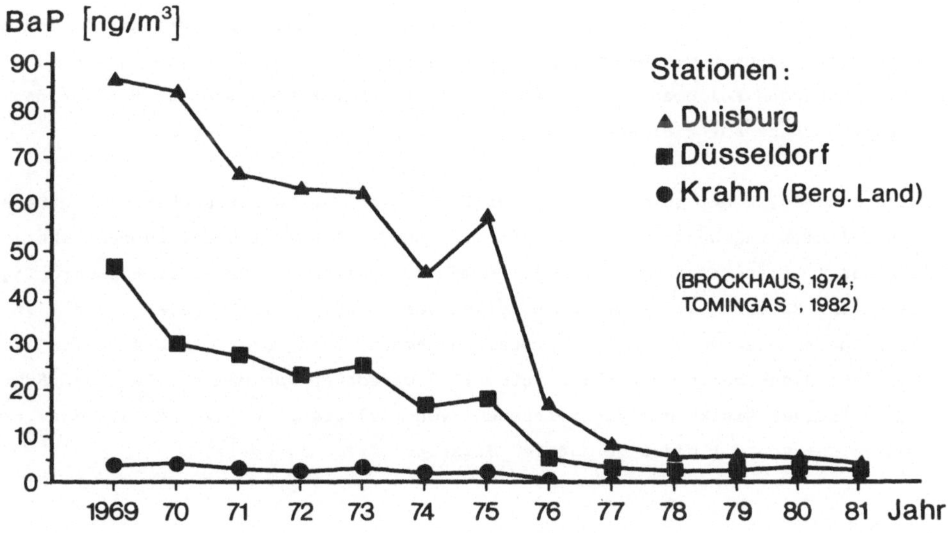

Abb. 16 Benzo(a)pyrenkonzentration in Nordrhein-Westfalen [6, 43]

der Luftverunreinigung auf unsere Verhältnisse übertragen? Selbst wenn in den letzten Jahren die Benzo(a)pyrenkonzentration auch im Ruhrgebiet drastisch gesunken sind infolge der veränderten Heizgewohnheiten durch den Übergang von der Ofenheizung zur Zentralheizung und von Kohle auf Öl oder Gas (Abb. 16), so bleiben für die heute auftretenden Lungenkrebsfälle die Konzentrationen der 60er und 70er Jahre von Bedeutung. Ferner können in der Nähe besonderer Emittenten (z.B. Kokereien) wesentlich höhere PAH-Konzentrationen auftreten [20]. Auch in der Nähe von Fabriken mit nohem Asbestauswurf ist eine Gefährdung der Allgemeinbevölkerung festgestellt worden, was sich anhand von Mesotheliomfällen nachweisen ließ [21]. Schließlich ist der mögliche Einfluß anderer kanzerogener Stoffe, deren Verbreitung in den letzten 10 - 20 Jahren zugenommen hat, bisher noch nicht quantifizierbar.

Mangels genauer Zahlen bleiben somit nur Abschätzungen wie diejenigen von Cederlöf et al. [8], die annehmen, daß ca. 5-10% der Bronchialkarzinome in stark belasteten Gebieten auf die Luftverunreinigung zurückzuführen sein könnten. Das entspräche einer Mortalitätsrate von 5-10 zusätzlichen Toten pro 100 000 Einwohner, die damit in der Größenordnung der Gesamtsterblichkeit an selteneren Tumoren wie Nieren- oder Oesophaguskarzinom liegen würde.

3.4 Passivrauchen

Nach Shephard [41] kann das Passivrauchen dem kanzerogenen Potential von 1 - 2 aktiv gerauchten Zigaretten pro Tag entsprechen. Durch Nachweis von Nikotin im Speichel bzw. Cotinin im Urin ließ sich zeigen, daß Nichtraucher, die in den gleichen Arbeitsräumen wie Raucher arbeiteten, bis zu 5% des Nikotins bzw. Cotinins der rauchenden Kollegen aufwiesen. Insgesamt schätzt Shephard den Einfluß des Passivrauchens auf 2 Bronchialkarzinomfälle pro 100 000 Einwohner.

Hirayama [25] kommt zu noch stärkeren Einflüssen des Passivrauchens. Er gibt an, daß bei nichtrauchenden Ehefrauen von rauchenden Ehemännern das Lungenkrebsrisiko auf das 1.6fache anstieg, wenn die Ehemänner weniger als 20 Zigaretten pro Tag rauchten. Rauchten sie stärker, so stieg das relative Risiko sogar auf 2.1 an. Ähnliche Angaben werden aus Griechenland gemacht [44], sie lassen sich für die USA aber nicht bestätigen [18]. Vutuc [47] berechnet aus den vorliegenden Studien ein relatives Risiko des Passivrauchens von 1.03 bis 1.36, was einem Zigarettenäquivalent von 0.1 bis 1 gerauchter Zigarette / Tag entspricht.

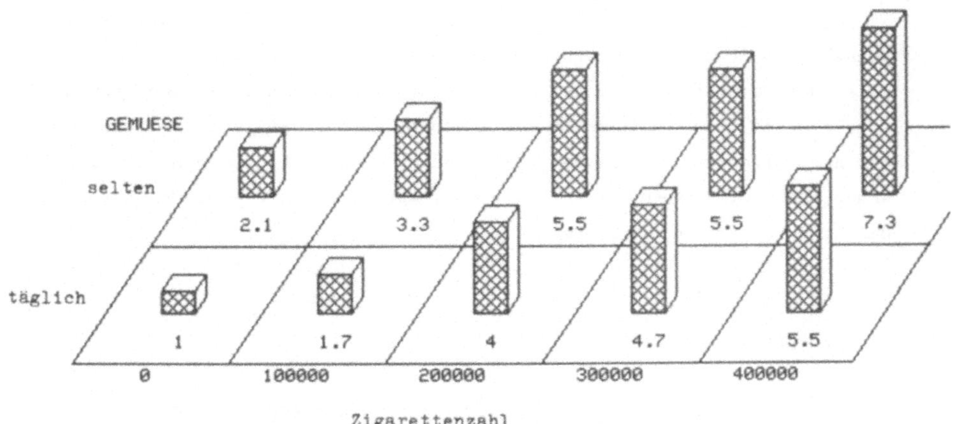

Abb. 17 Lungenkrebsrisiko in Abhängigkeit vom Rauchverhalten und Gemüseverzehr
in Japan. [26]

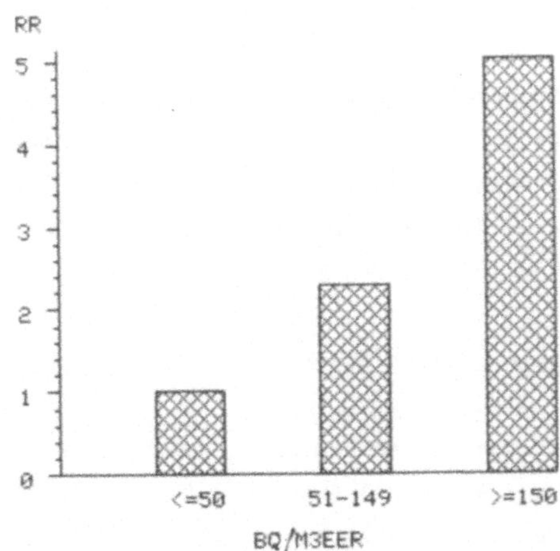

Abb. 18 Lungenkrebsrisiko bei Radonexposition in Südschweden. [14a]

Es läge nahe, das Krebsrisiko durch Passivrauchen aus den epidemiologischen Erkenntnissen an Aktivrauchern und realistischen Konzentrationen von "Passivrauch" unter der Voraussetzung linearer Beziehungen zwischen Dosis und Krebshäufigkeit abzuschätzen. Die Problematik liegt jedoch darin, daß sich die Zusammensetzung des Hauptstromrauchs, den der Aktivraucher inhaliert, von dem des "Passivrauchs" wesentlich unterscheidet, so daß ein für beide Raucharten anwendbarer Maßstab für das kanzerogene Potential fehlt.

3.5 Ernährung

Wie bei anderen Krebsformen, so hat die Ernährung auch beim Bronchialkarzinom einen Einfluß. Hierbei wird insbesondere dem Vitamin A und in gewissem Umfang auch dem Vitamin C eine protektive Funktion zugeschrieben. Vitamin A ist besonders stark enthalten in Leber, Butter, fetthaltigen Milchprodukten und Eiern. Das schwerer resorbierbare Provitamin A findet sich vor allem in Karotten, Grünkohl, Paprika, Salaten und Zitrusfrüchten. Wie japanische Untersuchungen von Hirayama [26] zeigen, lag das Lungenkrebsrisiko bei gemüsearmer Ernährung 1.3 bis 2.1 Mal so hoch wie bei ausgewogener gemüsereicher Ernährung (Abb. 17).

Einen noch stärkeren Einfluß Vitamin A-armer Ernährung findet Bielke [5]. Nach Graham [19] liegt das relative Risiko Vitamin A-armer Ernährung bei den meisten der dort besprochenen Studien zwischen 1.5 und 2, wobei die Schwierigkeiten bei der Erfassung zurückliegender Ernährungsgewohnheiten betont werden.

3.6 Strahlenbelastung durch Radon

Der Einfluß von Radon und seinen Spaltprodukten auf die Entstehung des Bronchialkarzinoms wurde vor allem bei Arbeitern in Uranminen aufgezeigt [49]. Aber auch in der Atmosphäre soll es eine Rolle spielen. Radon wird aus dem Boden und aus Gebäuden als natürliche Strahlung abgegeben. In der Luft zerfällt es in kurzlebige &-Strahler. Diese werden inhaliert und führen zu einer jährlichen Strahlenexposition der Lunge bis zu 1.2 rem [28]. Die Radonkonzentration in Häusern ist 5 - 10 Mal so stark wie im Freien. Sie ist in alten Häusern höher als in neuen, in Massivhäusern stärker als in Fertighäusern, im Keller und Parterre höher als in oberen Stockwerken [39]. Daneben gibt es ausgeprägte jahreszeitliche Schwankungen und einen starken Einfluß des Lüftens.

In Schweden [14a] ist die natürliche Radonbelastung hoch (ca. 50 Bq/m^3), und man findet in stark exponierten Gegenden ein relatives Risiko für das Bronchialkarzinom von 2 - 5 (Abb. 18). Bei uns ist die Radonbelastung deutlich niedriger (ca. 15 Bq/m^3), dennoch schätzt Jacobi [28], daß bei uns 10% der Lungenkarzinome bei Nichtrauchern und 2.5% bei Rauchern durch die Strahlenbelastung bedingt seien.

Selbst wenn es sich hierbei um eine Überschätzung handeln dürfte, so ist nicht auszuschließen, daß der Einfluß von Radon in der gleichen Größenordnung wie derjenige der Luftverunreinigung liegt.

3.7 weitere Risiken

Als weitere Risiken werden 'life events' [16] oder genetische Faktoren [7] angegeben. Hierauf soll aber an dieser Stelle ebensowenig eingegangen werden wie auf die Frage, wieweit einzelne Risikofaktoren spezifisch zu bestimmten histologischen Typen des Bronchialkarzinoms führen [34].

4. KONSEQUENZEN FÜR ZUKÜNFTIGE STUDIEN

Will man den Zusammenhang zwischen dem Bronchialkarzinom und der Luftverunreinigung untersuchen, so ist es unbedingt erforderlich, stärkere Risikofaktoren mit zu berücksichtigen. Dies sind v.a. das Rauchen und die berufliche Exposition. Die natürlichen Risiken Alter und Geschlecht lassen sich durch Stratifizierung bzw. Matching kontrollieren. Gleich starke oder schwächere Risikofaktoren wie das Passivrauchen, die Ernährung oder die Radonexposition können zu einer Verfälschung der Ergebnisse führen, wenn sie mit dem räumlichen Muster der Luftverunreinigung korrelieren. Sie müssen daher entweder mit erfaßt werden oder es muß sichergestellt sein, daß keine derartige Verzerrung eintritt.

Wie Fallzahlabschätzungen [2] zeigen, ist eine Antwort auf die gestellte Frage nach dem Zusammenhang zwischen Luftverunreinigung und dem Lungenkrebs nur mit umfangreichen Untersuchungen zu erhalten, welche möglicherweise die Grenzen epidemiologischer Methodik erreichen. Dennoch scheint es geboten, die Risiken der Luftverunreinigung und der beruflichen Exposition genauer zu analysieren und in methodisch einwandfreier Weise Basisdaten für umwelthygienische Entscheidungen bereitzustellen, auch wenn es vielleicht nicht gelingt, alle gewünschten Informationen zu erhalten.

LITERATUR

———————

1 Andjelkovich, D., Taulbee, J., Symons, M., Williams, T.: Mortality of
   Rubber Workers with Reference to Work Experience. J. Occup. Med. 19 (1977)
   397 - 405

2 Becher, H., Jöckel, K.H., Ahrens, W., Drescher, K., Greiser, E., Maschewsky-
   Schneider, U,, Timm, J., Wichmann, H.E.: Methodik von Fall-Kontroll-Studien
   zur Aufdeckung kleiner Risiken, insbesondere in der Umweltepidemiologie.
   dieser Band (1985)

3 Becker, N., Frentzel-Beyme, R., Wagner, G.: Krebsatlas der Bundesrepublik
   Deutschland. Springer Berlin (1984)

4 Bernacki, E.J., Parsons, G.E., Sunderman, F.W.: Investigation of Exposure
   to Nickel and Lung Cancer Mortality. Case control study at Aircraft Engine
   Factory. Ann. Clin. lab. Sci. 8 (1978) 190 - 194

5 Bielke, E.: Dietary vitamin A and human lung cancer. Int. J. Cancer 15
   (1975) 561-565

6 Brockhaus, A., Weisz, H., Friedrichs, K.H., Krämer, U.: Das Vorkommen von
   Benzo(a)pyren und partikulärem Blei bei unterschiedlichen Immissionssitua-
   tionen. In: Meinck, F.: Immissionssituationen durch den Kraftverkehr in der
   Bundesrepublik Deutschland. Fischer Stuttgart (1974) 183 - 196

7 Cederlöf, R.: The Twin Method in Epidemiologic Studies on Chronic Disease.
   Academic Dissertation, University of Stockholm (1966)

8 Cederlöf, R., Doll, R., Fowler, B., Fridberg, L., Nelson, N., Vonk, V.:
   Air Pollution and Cancer: Risk Assessment Methodology and Epidemiological
   Evidence. Environm. Health Persp. 22 (1978) 1 - 12

9 Davies, J.M.: Lung-cancer Mortality of Workers Making Chrome Pigments.
   Lancet i (1978) 384

10 Der Bundesminister des Innern (Hrsg.): Die Krebssterblichkeit in der Bundesrepublik Deutschland 1970-1978, Band II. Verlag TÜV Rheinland, Köln (1983)

11 Doll, R.: Mortality from Lung Cancer among Nonsmokers.
    Br. J. Cancer 7 (1953) 303 - 173

12 Doll, R., Peto, R.: The Causes of Cancer - Quantitative Estimates of
    Avoidable Risks in the United States Today. J. Natl. Cancer Inst. 66 (1981)
    1191 - 1308

13 Doll, R.: Atmospheric Pollution and Lung Cancer. Environmental Health
    Perspectives 22 (1978) 23 - 31

14 Doll, R., Peto, R.: Mortality in Relation to Smoking: 20 Years' Observations
    on Male British Doctors. Brit. Medical Journal (1976) 1525 - 1536

14a Edling, C., Wingren, G., Axelson, O.: Radon Daughter Exposure in Dwellings
    and Lung Cancer. Proc. 3rd Int. Conf. Indoor Air Quality and Climate
    Stockholm, Vol. 2 (1984) 29 - 34

15 Figueroa, W.G., Raszkowski, R., Weiss, W.: Lung Cancer in Chloromethyl
    Methylether Workers. New Engl. J. Med. 288 (1973) 1096

16 Frentzel-Beyme, R.: Epidemiologie des Bronchialkarzinoms. Z. Allg. Med. 60
    (1984) 90 - 99

17 Frentzel-Beyme, R., Keil, U.: Sterblichkeit und Todesbescheinigung. In:
    Datenquellen für Sozialmedizin und Epidemiologie. Hrsg.: Brennecke, R.,
    Greiser, E., Paul, H., Schach, E. Springer Berlin, Heidelberg, New York (1981)

18 Garfinkel, L.: Time Trends in Lung Cancer Mortality among Nonsmokers and a
    Note on Passive Smoking. J. Natl. Cancer Inst. 66 (1981) 1061 - 1066

19 Graham, S.: Diet and Cancer: Epidemiologic aspects. In: Lilienfeld, A.M.:
    Reviews in Cancer Epidemiology. Elsevier New York (1983) 1 - 45

20 Grimmer, G., Naujack, K.W., Schneider, D.: Comparison of the Profiles of
    Polycyclic Aromatic Hydrocarbons in Different Areas of a City by Glass
    Capillary Gas Chromatography in the Nanogram Range. Inst. J. Environ. Anal.
    Chem. 10 (1981) 265-276

21 Hain, E., Dalquen, P., Bohlig, M., Dabbert, A., Hinz, I.: Katamnestische
Untersuchungen zur Genese des Mesothelioms. Inst. Arch. Arbeitsmed. 33
(1974) 15-37

22 Hammond, E.C., Garfinkel, L.: General Air Pollution and Cancer in the United
States. Prev. Med. 9 (1980) 206 - 211

23 Hammond, E.C.: Smoking in Relation to the Death Rates of One Million Men and
Women. Natl. Cancer Inst. Monogr. 19 (1966) 127-204

24 Hammond, E.C., Seidman, H.: Smoking and Cancer in the United States. Prev.
Med. 9 (1980) 169 - 173

25 Hirayama, T.: Non-smoking Wives of Heavy Smokers have a Higher Risk of
Lung Cancer: a Study from Japan. Brit. Med. J. 282 (1981) 183-185

26 Hirayama, T.: Diet and Cancer. Nutr. and Cancer 1 (1979) 69

27 Höpker, W.W., Burkhardt, H.-U.: Unsinn - und Sinn? - der Todesursachenstatistik. Dtsch. Med. Wschr. 109 (1984) 1269 - 1274

28 Jacobi, W.: Expected Lung Cancer Risk from Radon Daughter Exposure in
Dwellings. Proceedings of the 3rd International Conference on Indoor Air
Quality and Climate. Stockholm (1984)

29 Jöckel, K.H., Greiser, E., Ahrens, W., Becher, H., Maschewsky-Schneider, U.;
Metternich, P., Molik, B., Schöneberg, G., Wichmann, H.E., Drescher, K.;
Timm, J.: Air Pollution as a Risk Factor in Lung Cancer: Some Preliminary
Design Considerations. Medizinische Informatik und Statistik Band 62
Springer-Verlag Berlin (1985) 177 - 186

30 Kuratsune, M., Tokudome, S., Shirakusa, T., Yoshida, M., Tokumitsu, Y.,
Hayano, T., Seita, M.: Occupational Lung Cancer Among Copper Smelters.
Int. J. Cancer 13 (1974) 552 - 558

31 Lubin, J.H., Blot, W.J., Berrino, F., Flamant, R., Gillis, Ch.R., Kunze, M.,
Schmähl, D., Visco, G.: Patterns of Lung Cancer Risk According to Type of
Cigarette Smoked. Int. J. Cancer 33 (1984) 569 - 576

32 Manz, A., Berger, J., Waltsgott, H: Zur Frage des Berufskrebses bei Beschäf-
    tigten der Gasindustrie - Cohortenstudie -. Bundesanstalt für Arbeitsschutz
    (Hrsg) Forschungsbericht Nr. 352 Wirtschaftsverlag NW Bremerhaven (1983)

33 Molik, B., Pott, F.: Zusammenstellung und statistische Auswertung von
    Krebstodesfällen in Nordrhein-Westfalen 1970-1980. Abschlußbericht eines
    Forschungsauftrages des Ministers für Arbeit, Gesundheit und Soziales des
    Landes Nordrhein-Westfalen (1983)

34 Morton, W.E., Treyve, E.L.: Histologic Differences in Occupational Risks of
    Lung Cancer Incidence. Am. Journal of Industrial Medicine 3 (1982) 441 - 457

35 Pott, F.: Pyrolyseabgase, PAH und Lungenkrebsrisiko - Daten und Bewertung.
    Staub - Reinhaltung der Luft 45 (1985) 369 - 379

36 Pott, F.: Zur Frage der Grenzwertbemessung für krebserzeugende Stoffe.
    Staub - Reinhaltung der Luft 44 (1984) 123 - 128

37 Pott, F.: Statement zum Themenkreis Mensch, Schadstoff polyzyklische Kohlen-
    wasserstoffe. In: Medizinische, biologische und ökologische Grundlagen zur
    Bewertung schädlicher Luftverunreinigungen. Sachverständigen Anhörung. Berlin
    20.-24.2.1978, Wortprotokoll und Materialien. Hrsg.: Umweltbundesamt.
    Verlag Kleindienst Berlin (1978) 220-226

38 Sawicki, E.: Analysis of Atmospheric Carcinogens and their Cofactors. In:
    Environmental Pollution and Carcinogenic Risks. Eds: Rosenfeld, C.,
    Davis, W.: INSERM symposium series, Paris 52 (1976) 297-354

39 Schmier, H.: Die Strahlenexposition durch die Folgeprodukte des Radon und
    Thoron. Schriftenreihe des Instituts für Strahlenhygiene des BGA, Neuherberg
    (1984)

40 Segi, M.: Age-adjusted Death Rates for Cancer for Selected Sites in 43
    Countries in 1977. Nagoya: Segi Institute of Cancer Epidemiology (1982)

41 Shephard, R.J.: The Risks of Passive Smoking. Croom Helm London & Canberra
    (1982)

42   Stocks, P.: On the Relations between Atmospheric Pollution in Urban and
     Rural Localities and Mortality from Cancer, Bronchitis and Pneumonia, with
     Particular Reference to 3 : 4 Benzopyrene, Beryllium, Molybdenum, Vanadium
     and Arsenic. British Journal of Cancer XIV (1960) 397 - 418

43   Tomingas, R.: Untersuchung der PAH-Belastung im Ruhrgebiet - Vergleich mit
     einer Reinluftstation. In: Luftverunreinigung durch polyzyklische aroma-
     tische Kohlenwasserstoffe - Erfassung und Bewertung. VDI - Bericht 358,
     VDI-Verlag Düsseldorf (1980) 147 - 153

44   Trichopoulos, D., Kakandidi, A., Sparros, L., MacMahon, B.: Lung Cancer and
     Passive Smoking. Int. J. Cancer 27 (1981) 1 - 4

45   Ulmer, W.T.: Das Bronchialkarzinom im Stadt-/Landfaktor. Epidemiologische
     Studie zur Abgrenzung anderer Einflußgrößen. Thieme-Verlag Stuttgart (1982)

46   Vutuc, Ch., Kunze, M.: Lungenkrebs bei Angehörigen der Berufsgruppe Gummi-,
     Farbstoff-, Chemikalienerzeugung und -verarbeitung. Öff. Gesundh.Wes. 44
     (1982) 664 - 666

47   Vutuc, C.: Lungenkrebsrisiko und Passivrauchen: Quantitative Überlegungen.
     Zbl. Bakt. Hyg. 1. Abt. Orig. B 177 (1983) 90 - 95

48   Vutuc, Ch., Kunze, M.: Lungenkrebs bei Angehörigen der Berufsgruppe
     Metallgewinnung und -verarbeitung. Öff. Gesundh.Wes. 41 (1981) 511 - 516

49   Whittemore, A.S., McMillan, A.: Lung Cancer Mortality among US Uranium Miners:
     A Reappraisal. Stanford University, Dpt. of Stat. Technical Report 68 (1983)

50   Ziem-Hanck, U., Pott, F., Krämer, U.: Bösartige Neubildungen der Atmungsorgane
     - Eine Übersicht nach den amtlichen Sterbedaten in der Bundesrepublik
     Deutschland unter besonderer Berücksichtigung Nordrhein-Westfalens.
     Umwelthygiene Band 12 Girardet Verlag, Essen (1980) 114 - 126

Priv. Doz. Dr. Dr. H. E. Wichmann
Medizinisches Institut für Umwelthygiene an der Universität Düsseldorf
Auf'm Hennekamp 50
4000 Düsseldorf 1

UNI- UND MULTIVARIATE ARIMA-ZEITREIHENMODELLE IN DER ÖKOLOGISCHEN PROZESSFORSCHUNG

W. Keeser

Institut für Medizinische Psychologie, Universität München

ZUSAMMENFASSUNG

Im angloamerikanischen Raum spielen Verfahren der Zeitreihenanalyse, spätestens
seit der gemeinsamen Konferenz des 'SIAM Institute for Mathematics and Society'
und der 'National Science Foundation' über "Time Series and Ecolocigal Processes"
im Jahre 1977 [2] eine bedeutende Rolle in der ökologischen Forschung. Vergleicht
man dies mit den Verhältnissen in der Bundesrepublik, so ist das Ergebnis ausge-
sprochen negativ: Zeitreihenmethoden zählen hier auf dem Gebiet der Umweltforschung zu den ausgesprochenen Außenseitermethoden!

Die Absicht des Beitrages des Autors ist es, einen komprimierten Überblick über
Technik und Möglichkeiten von univariaten ARIMA-Verfahren, Transfermodellen (einschließlich Interventionsmodellen) und multivariaten ARIMA-Verfahren zu geben.
Besonderer Wert soll dabei auf neue Ansätze zur Modellidentifikation gelegt werden, da die Schwierigkeiten hier nach eigenen Erfahrungen sicherlich ein entscheidender Faktor für die geringe Anwendung dieser Methodik sind.

Anhand einer Studie über "Befindlichkeitsverläufe und Luftschadstoffeinfluß in
unterschiedlich umweltbelasteten Gebieten: ein zeitreihenanalytischer Ansatz",
das im Rahmen des Forschungsvorhabens "Auswirkungen von Luftverunreinigungen auf
den Menschen" vom Bayerischen Staatsministerium für Landesentwicklung und Umweltfragen (Nr. 6497-V/6b-5161/80) durchgeführt wurde [1], soll ein praktisches Anwendungsbeispiel gegeben werden und Möglichkeiten und Probleme dieses Ansatz
kritisch diskutiert werden.

LITERATUR:

1 Bullinger, M., Keesser, W.: Befindlichkeitsverläufe unter Luftschadstoffeinfluß in unterschiedlich umweltbelasteten Gebieten: ein zeitreihenanalytischer
  Ansatz.
  In: Appelt, H., Strauß, B. (Hrsg): Ergebnisse einzelfallstatistischer Untersuchungen in Psychosomatik und klinischer Psychologie. Berlin: Springer, 1985

2 Shugart; H.H. (Ed.), Time Series and Ecological Processes. Philadelphia:
  SIAM, 1978.

Dr. W. Keeser
Inst. für Med. Psychologie
Universität München
Schillerstr. 42
8000 München 70

UNTERSUCHUNG EINES MÖGLICHEN ZEITLICHEN ZUSAMMENHANGS
ZWISCHEN PSEUDOKRUPP UND LUFTVERSCHMUTZUNG

M. Beckmann[1], H.-E. Wichmann[1], H. Haupt[2]

[1]) Medizinisches Institut für Umwelthygiene an der Universität Düsseldorf
[2]) Städtische Kliniken Duisburg

ZUSAMMENFASSUNG

Zur Analyse des Zusammenhangs zwischen Pseudokrupp und Luftverschmutzung
liegt die tägliche Anzahl der Erkrankungsfälle vor, sowie Luftschadstoffe
(SO_2, NO_2 und Schwebstaub) als Einflußgrößen und meteorologische Angaben
(Biotropie und Temperatur) als mögliche Störgrößen. Sowohl bei der Untersuchung der Korrelationsstruktur als auch bei den durchgeführten Regressionsverfahren wurde in einem ersten Ansatz versucht, die jahreszeitlichen Gege-
benheiten zu berücksichtigen. Fehlende Daten, geringer gewordene Meldebereitschaft und einen Wochengang beobachtet man hauptsächlich bei den von den
Ärzten gemeldeten Erkrankungsfällen. Diese Probleme wurden zunächst dadurch
gelöst, daß man sich auf die valideren Krankenhaus-Daten beschränkt. Andere
Modelle, die sich zur statistischen Analyse der Daten eignen, sind zum Beispiel verallgemeinerte lineare Modelle und dabei insbesondere loglineare
Modelle und Modelle mit autokorrelierten Störvariablen.

1. EINLEITUNG

Seit Januar 1983 wird in Duisburg eine Studie durchgeführt, deren Ziel es ist,
die Frage eines möglichen Zusammenhanges zwischen Pseudokrupp beziehungsweise
obstruktiver Bronchitis und Luftverunreinigungen zu untersuchen, der sich in
früheren Studien ergibt (vgl. [1], [2]). An der Studie nehmen die 27 niedergelassenen Kinderärzte der Stadt sowie das St. Johannes Hospital und die Kinder-
klinik der städtischen Kliniken Duisburg teil. Von diesen wird jeder Erkran-
kungsfall mit Ort und Zeitpunkt des Auftretens und einigen Angaben zum Krank-
heitsverlauf dokumentiert.

Präzisiert lautet die Fragestellung der Studie : Gibt es einen zeitlichen Zusammenhang zwischen der Zahl der gemeldeten Erkrankungsfälle und der Höhe der Schadstoffkonzentrationen unter Berücksichtigung von Störvariablen ? Zielgröße ist dabei der Pseudokrupp, auf dessen Betrachtung wir uns beschränken wollen. Beim Pseudokrupp handelt es sich um eine akut auftretende entzündliche Schleimhautschwellung im Kehlkopfbereich, die weitgehend auf das Kleinkindalter beschränkt ist (vgl. [1]). Sie wird überwiegend durch Viren ausgelöst, Witterungseinflüsse und Luftverunreinigungen werden als weitere, zusätzliche Auslösefaktoren diskutiert. Im Sinne der zu testenden Hypothese sind die Luftschadstoffe als Einflußvariablen anzusehen, wobei Schwefeldioxid (SO_2), Stickstoffdioxid (NO_2) und Schwebstaub betrachtet werden sollen. Als Störvariable ist der Virusstatus anzusehen, über den aber keine Daten vorliegen, und ferner meteorologische Einflußgrößen, von denen die Temperatur und die Biotropie, ein Maß für die gesundheitlichen Auswirkungen des Wetters, betrachtet werden sollen.

Im folgenden sollen einige methodische Aspekte einer Zwischenauswertung dargestellt werden, die auf den Daten der Jahre 1983 und 1984 basiert. Es ist nicht das Ziel dieser Mitteilung, Resultate vorwegzunehmen. Dieses muß dem Abschlußbericht vorbehalten bleiben. Es geht hier vielmehr um die Darstellung der Datenstruktur und der sich daraus ergebenden Problematik bei der statistischen Analyse. Um diese Strukturen exemplarisch aufzuzeigen, beschränken wir uns auf ein Krankheitsbild (Pseudokrupp), einen Luftschadstoff (NO_2) und eine Störvariable (Temperatur). Eine inhaltliche Interpretation der folgenden Darstellung ist somit nicht möglich.

2. DESKRIPTIVE ANALYSE

2.1. Zielvariable.

Als Zielvariable soll die Häufigkeit der Pseudokruppfälle pro Tag angesehen werden. Im Zeitraum von Januar 1983 bis Dezember 1984 wurden 900 Pseudokrupp-Fälle gemeldet, davon 258 durch die Krankenhäuser und 642 durch die niedergelassenen Ärzte.

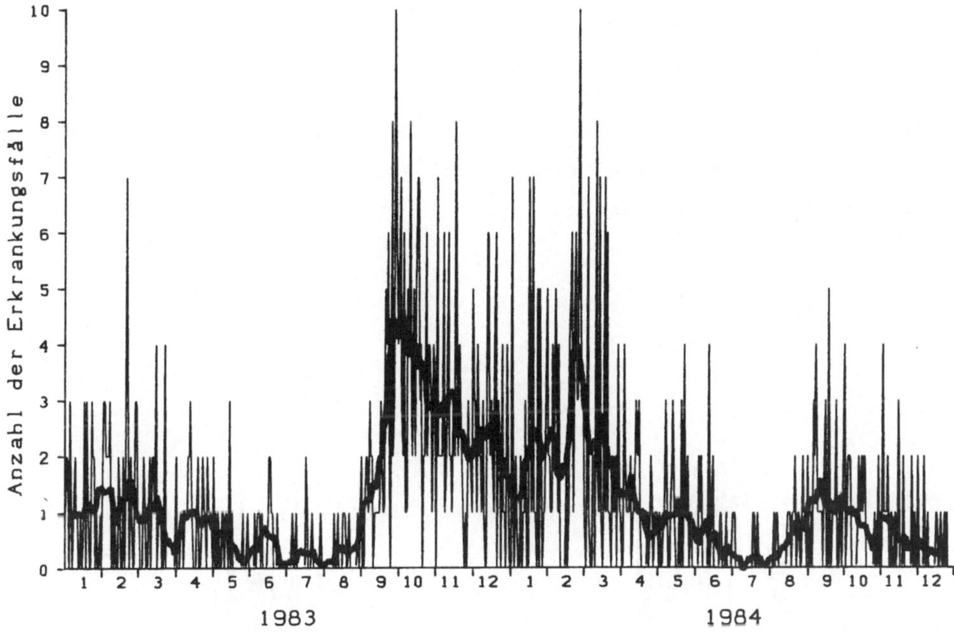

Abbildung 1: Verlaufskurve der täglichen Pseudokrupp-Anfälle und ihres
gleitenden 14-Tage-Mittels (dicke Kurve)

Wie Abbildung 1 zeigt, liegen die Häufigkeiten der täglichen Pseudokrupp-
Anfälle zwischen 0 und 10 Erkrankungsfällen. Man erkennt an der Verlaufskurve, daß die Schwankungen in den Wintermonaten (d.h. September bis März)
wesentlich größer sind als in den übrigen Monaten, besonders im Vergleich
mit den Monaten Juni, Juli und August. Das gleitende 14-Tage-Mittel läßt
dagegen den globalen Verlauf der Anfallhäufigkeiten besser erkennen.

Die Anlaufphase der Studie könnte eventuell ein Grund für die relativ niedrigen Werte Anfang des Jahres 1983 sein. Am Ende des Beobachtungszeitraumes
sind die im Vergleich zu 1983 niedrigen Anfallhäufigkeiten auf fehlende
Meßwerte und die geringer gewordene Meldebereitschaft der Ärzte zurückzuführen.

Neben diesem Jahresgang gibt es bei den Meldungen durch die niedergelassenen
Ärzte einen Wochengang, der dadurch bedingt ist, daß die Praxen an den
Wochenenden und am Mittwochnachmittag geschlossen sind.

2.2. Störvariable

Von den Störvariablen soll hier nur die Temperatur dargestellt werden. Sie
wird ausgewählt, weil sie wegen ihres ausgeprägten Jahresganges am ehesten
geeignet ist, gleichzeitig die Witterungseinflüsse und den Viruseinfluß auf
den Pseudokrupp zu charakterisieren.

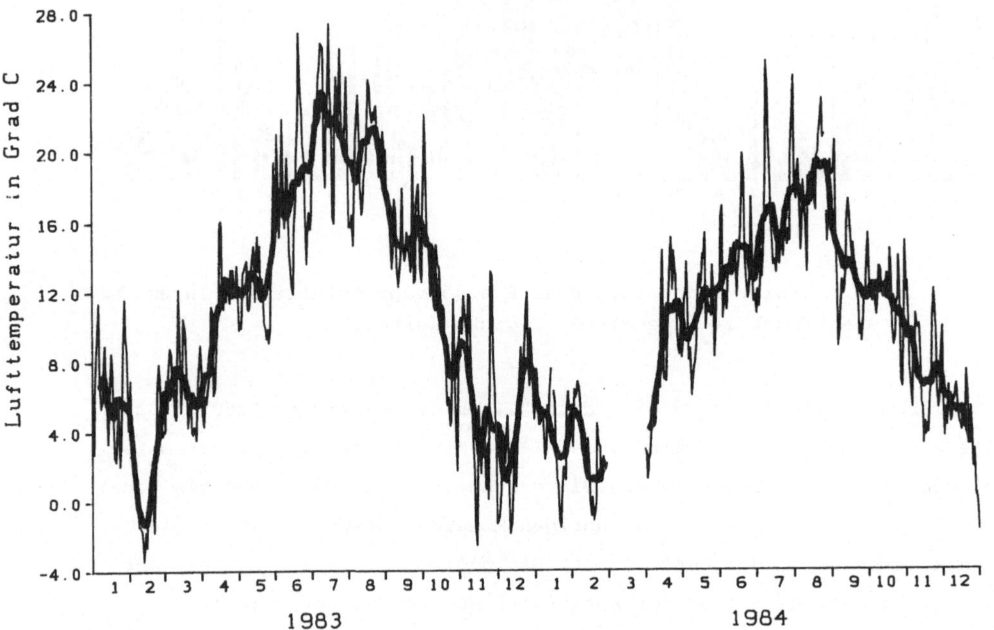

Abbildung 2: Verlaufskurve der Tageswerte der Temperatur und ihres gleitenden
14-Tage-Mittels (dicke Kurve) an der Meßstelle Duisburg-Walsum

Die Kurve der Tageswerte der Temperatur (Abbildung 2) zeigt den erwarteten
Verlauf, mit hohen Werten im Sommer und niedrigen im Winter. Der Jahres-
zyklus ist hier besonders ausgeprägt und kommt auch in den gleitenden Mitteln
gut zum Ausdruck.

2.3. Einflußvariable

Bei den Einflußvariablen soll nur NO_2 betrachtet werden (Abbildung 3). Beim NO_2 gemessen in mg/m^3 kann man auch einen leichten Jahresgang beobachten mit niedrigen Werten im Sommer und höheren im Winter. Der I1-Tageswert berechnet sich nach der TA-Luft von 1974 als das arithmetische Mittel der 48-Halbstunden-Werte.

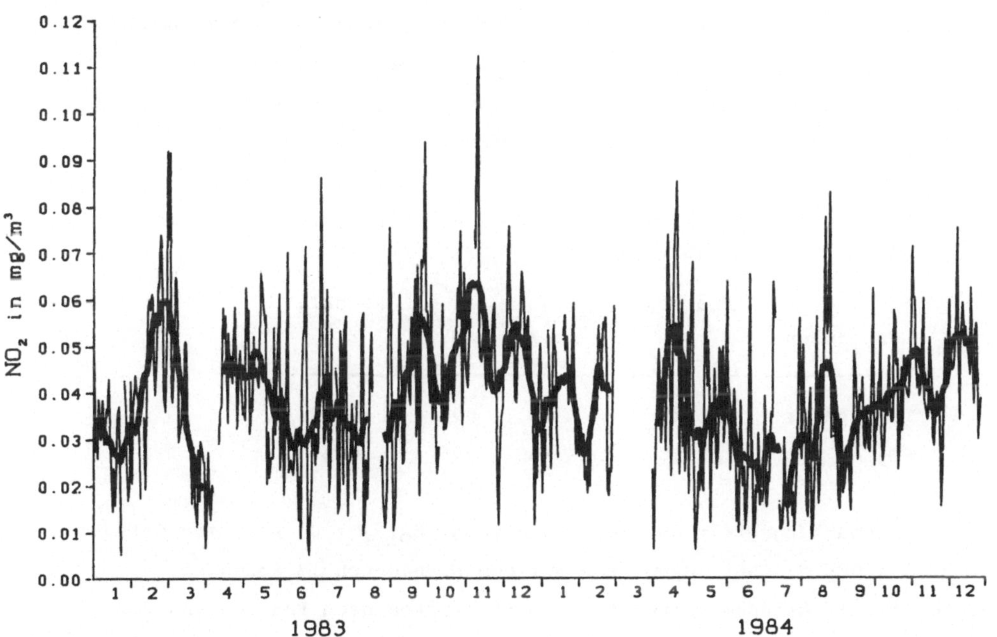

Abbildung 3: Verlaufskurve der I1-Tageswerte von NO_2 und ihres gleitenden 14-Tage-Mittels (dicke Kurve) an der Meßstelle Duisburg-Walsum

3. AUSWERTUNGSVERFAHREN

3.1. Beschreibung der Korrelationsstruktur

Als erstes wurde die Korrelationsstruktur zwischen Pseudokrupp und möglichen Stör- bzw. Einflußvariablen untersucht. Der Korrelationskoeffizient von Pearson ist durch

$$r_{xy} = \frac{s_{xy}}{s_x \, s_y} = \frac{\sum (x_i - \bar{x}) (y_i - \bar{y})}{(\sum (x_i - \bar{x})^2 \sum (y_i - \bar{y})^2)^{\frac{1}{2}}}$$

also die Stichprobenkorrelation gegeben. r_{xy} ist geeignet als Schätzer für die Korrelation ϱ zweier normalverteilter Zufallsvariablen X und Y. Da die tägliche Anzahl der Pseudokrupp-Fälle eher nicht normalverteilt ist, wurde zum Vergleich auch der Rangkorrelationskoeffizient t_{xy} von Kendall berechnet. Die Ergebnisse sind in Tabelle 1 zusammengefaßt.

Tabelle 1: Korrelationskoeffizienten zwischen Pseudokrupp und den Stör-
bzw. Einflußvariablen

	Pearson			Kendall
Variablen	r_{xy}	p	N	t_{xy}
Temperatur	-0.23	< 1%	696	-0.20
NO_2	0.18	< 1%	666	0.13

Beim Test auf Unabhängigkeit der Meßreihen (d.h. H_O: $\varrho = 0$) kann man bei der Temperatur und NO_2 die Null-Hypothese auf dem Niveau von 1% ablehnen. Ein Vergleich zwischen dem Korrelationskoeffizienten nach Pearson und dem nach Kendall zeigt, daß keine großen Unterschiede bestehen.

Da sowohl die Reihe der Häufigkeiten der Pseudokrupp-Anfälle als auch die Tageswerte von NO_2 einen Jahresgang aufweisen, könnte es sich zwischen diesen Variablen auch um Scheinkorrelationen handeln. Es wurde deshalb auch noch der partielle Korrelationskoeffizient zwischen Pseudokrupp und NO_2 unter Partialisierung der Temperatur berechnet, denn die Temperatur ist die Variable, in der sich der Jahresgang am deutlichsten zeigt. Ein Test auf partielle Unkorreliertheit von zwei Merkmalen X und Y unter U beruht auf dem partiellen Korrelationskoeffizienten von Pearson. Der partielle Rangkorrelationskoeffizient nach Kendall wurde wieder nur zur Gegenüberstellung berechnet. Die Ergebnisse sind in Tabelle 2 angegeben.

Tabelle 2: Partieller Korrelationskoeffizient zwischen Pseudokrupp und
NO_2 unter Partialisierung der Temperatur

	Pearson $r_{xy/u}$	N	Teststatistik	p	Kendall $t_{xy/u}$
NO_2	0.16	666	4.26	< 1%	0.12

Auch bei den partiellen Korrelationskoeffizienten bleibt der Zusammenhang
zwischen Pseudokrupp und NO_2 bestehen.

3.2. Durchgeführte Regressionsverfahren

Aufgrund der empirischen Häufigkeitsverteilung der täglichen Pseudokrupp-
Anfälle kann man eher davon ausgehen, daß eine Poissonverteilung zugrunde
liegt. Es ist also angebracht, vor der Durchführung einer Regression die Daten
zu transformieren. Stammen die Daten aus einer Poisson verteilten Grundgesamt-
heit, dann ist die Wurzeltransformation angebracht mit $g(y) = \sqrt{y + 3/8}$.
Mit dieser Transformation erreicht man nicht nur eine approximative Normalverteilung, sondern auch eine konstante Varianz von 1/4 (vgl. [3] Seite 209ff.).
Nach Durchführung der Transformation wurde eine schrittweise Regression durchgeführt, wobei im 1.Schritt nur die Störvariable Temperatur einbezogen wurde
und im 2.Schritt die interessierende Einflußgröße NO_2.

Es interessiert dabei hauptsächlich, wieviel erklärte Varianz durch die Hinzunahme einer Variablen erreicht wird und ob diese Variable einen signifikanten
Einfluß besitzt. Um die prozentualen Angaben einzuordnen, wurde zusätzlich
noch die Gesamtquadratsumme (GSS) in der nachfolgenden Tabelle 3 angegeben und
die Gesamtzahl der Freiheitsgrade (FG).

Da es sich bei den ins Regressionsmodell einbezogenen Daten um Zeitreihen handelt, ist es sinnvoll, einen Test auf Autokorrelation der Störvariablen durch-
zuführen. Der Durbin-Watson-Test (vgl. [4] Seite 164ff.) prüft auf Autokorrelation zum Lag 1. Die Teststatistik ist gegeben durch

$$d = \left(\sum_{t=2}^{T} (\hat{u}_t - \hat{u}_{t-1})^2 \right) / \left(\sum_{t=1}^{T} (\hat{u}_t)^2 \right)$$

mit $\hat{u}_i$ als geschätztem Fehlerterm. Ist d gleich 2, dann liegt Unkorreliertheit
vor, ist d wesentlich kleiner als 2, dann liegt wahrscheinlich positive

Autokorrelation vor und wenn d wesentlich größer als 2 ist, liegt vermutlich negative Autokorrelation vor. In Tabelle 3 ist neben der Teststatistik d noch die geschätzte Autokorrelation $\hat{r}_1$ der Fehlerterme zum Lag 1 angegeben.

Tabelle 3: Ergebnisse der Regressionsrechnung mit den täglichen Pseudokrupp-Anfällen (wurzeltransformiert) als abhängige Variable und der Temperatur und NO_2 als unabhängigen Variablen

Variable	Parameter-schätzer	Frei-heits-grade	% Anteil a. d. Gesamt-variation	F-Statistik	p	Durbin-Watson-Test
Temperatur	−0.02	1	6.26%	45.60	< 1%	d = 1.35
NO_2	5.59	1	2.67%	19.47	< 1%	$\hat{r}_1 = 0.32$
		FG = 665	GSS = 216.26			

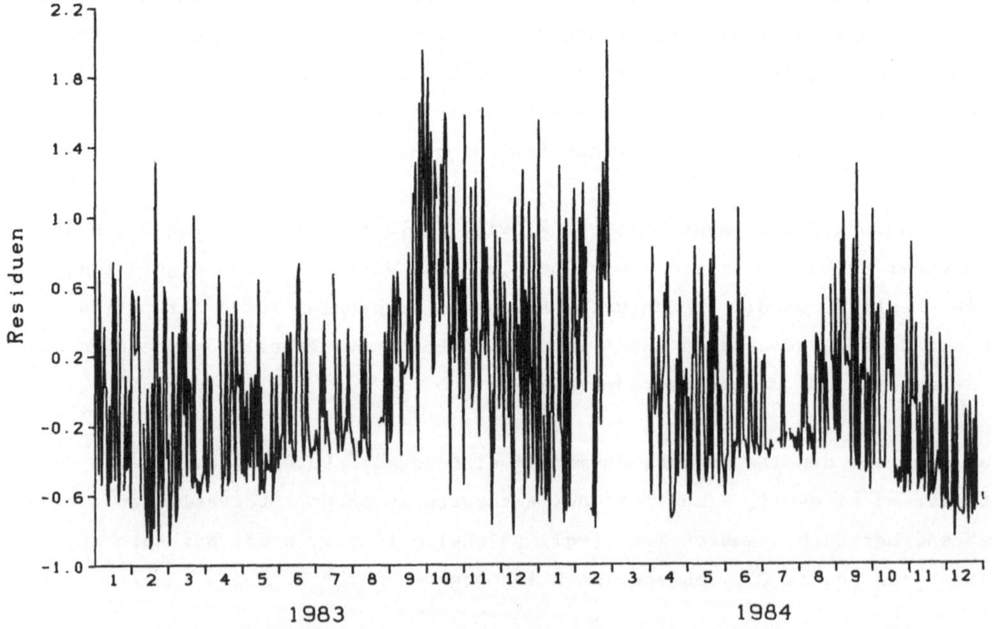

Abbildung 4: Plot der Residuen des Regressionsmodells gegen die Zeit mit den täglichen Pseudokrupp-Anfällen (wurzeltransformiert) als abhängige Variable und Temperatur und NO_2 als unabh. Variablen

Betrachtet man den Plot der Residuen gegen die Zeit (Abbildung 4), dann
erkennt man zum Ende der Beobachtungsperiode hin einen negativen Trend in den
Residuen. Dieser Trend läßt sich möglicherweise durch noch fehlende Meßwerte
bzw. durch die geringer gewordene Meldebereitschaft der Ärzte erklären. Der
Wert der Durbin-Watson-Teststatistik mit 1.35 und eine geschätzte Autokorrelation von 0.3 (bei Lag 1) deuten auf eine positive Autokorrelation der Fehler
hin, d.h. die Unabhängigkeitsannahme der Fehler bzw. der abhängigen Variable
ist verletzt. Man erkennt außerdem, daß in den Daten vorhandene saisonale
Schwankungen durch das Modell nicht erfaßt werden.

Um nun den Effekt des Jahresganges etwas zu verkleinern, wurde die Regression,
bei der man im 1.Schritt die Temperatur und im 2.Schritt NO_2 einbezieht und
auf die Pseudokrupp-Anfälle die Wurzeltransformation anwendet, getrennt für
Sommer und Winter durchgeführt. Sommer ist dabei definiert von März bis August
und Winter von September bis Februar (vgl. auch [5]). Die Ergebnisse (siehe
Tabelle 4 und 5) zeigen, daß in den Sommermonaten kein Einfluß von NO_2 auf die
täglichen Pseudokrupp-Anfälle festzustellen ist, ein Einfluß der Temperatur
aber vorhanden ist. Dagegen hat in den Wintermonaten die Temperatur keinen
Einfluß sondern NO_2. Aufgrund der Durbin-Watson-Teststatistik muß man aber im
Winter ebenfalls von einer positiven Autokorrelation der Fehler ausgehen. Die
geschätzte Autokorrelation zum Lag 1 ist im Sommer mit 0.14 verschwindend gering, so daß man hier davon ausgehen kann, daß die Unabhängigkeitsannahme der
Fehler im wesentlichen erfüllt ist. Die Ergebnisse für die Wintermonate zeigen,
daß dort diese Annahme nicht erfüllt ist. Die Ergebnisse sind außerdem sehr
stark davon abhängig, wie die Monate dem Sommer oder Winter zugeordnet werden
Der Jahresgang ist mit dieser Aufteilung noch nicht genügend berücksichtigt
worden, was sich natürlich auch auf die Autokorrelation der Fehler auswirkt.

Tabelle 4: Ergebnisse der Regressionsrechnung mit den täglichen Pseudokrupp-
Anfällen (wurzeltransformiert) als abhängige Variable und der
Temperatur und NO_2 als unabhängige Variable für März bis August

Variable	Parameter-schätzer	Frei-heits-grade	% Anteil a. d. Gesamt-variation	F-Statistik	p	Durbin-Watson-Test
Temperatur	−0.02	1	6.85%	23.26	< 1%	d = 1.718
NO_2	1.88	1	0.74%	2.52	> 5%	$\hat{r}_1 = 0.14$
		FG = 316	GSS = 47.03			

Tabelle 5: Ergebnisse der Regressionsrechnung mit den täglichen Pseudokrupp-
Anfällen (wurzeltransformiert) als abhängige Variable und der
Temperatur und NO_2 als unabhängige Variable für Sept. bis Februar

Variable	Parameter-schätzer	Frei-heits-grade	% Anteil a. d. Gesamt-variation	F-Statistik	p	Durbin-Watson-Test
Temperatur	0.003	1	0.02%	0.08	> 5%	d = 1.370
NO_2	7.54	1	3.18%	11.38	< 1%	$\hat{r}_1$ = 0.31

FG = 348   GSS = 141.01

Der bei der deskriptiven Betrachtung festgestellte Wochengang in den Daten ist
bei den bisherigen Analysen nicht berücksichtigt worden. Der Wochengang befand
sich hauptsächlich in den von den Ärzten gemeldeten Fällen und weniger in den
vom Krankenhaus gemeldeten. Deshalb sind die obigen Regressionen jetzt nur für
die pro Tag gemeldeten Pseudokrupp-Anfälle des Krankenhauses durchgeführt worden. Die Ergebnisse sind in den Tabellen 6 bis 8 angegeben.

Die Tabellen zeigen, daß der Einfluß von NO_2 hauptsächlich im Winter auftritt,
im Sommer haben sowohl die Temperatur als auch NO_2 keinen Einfluß auf die Anzahl der Pseudokrupp-Fälle. An den geschätzten Koeffizienten für die Temperatur
erkennt man, daß sie bei den Krankenhaus-Daten nicht die geeignete Variable
ist, um die saisonalen Schwankungen zu beschreiben. Die Durbin-Watson-Teststa-
tistiken liegen hier eher in dem Bereich, indem keine Entscheidung möglich ist
bzw. man die Hypothese der Autokorrelation ablehnen kann.

Tabelle 6: Ergebnisse der Regressionsrechnung mit den täglichen vom Krankenhaus gemeldeten Pseudokrupp-Anfällen (wurzeltransformiert) als
abhängige Variable und Temperatur und NO_2 als unabh. Variablen

Variable	Parameter-schätzer	Frei-heits-grade	% Anteil a. d. Gesamt-variation	F-Statistik	p	Durbin-Watson-Test
Temperatur	−0.001	1	0.09%	0.59	> 5%	d = 1.739
NO_2	2.38	1	1.63%	10.98	< 1%	$\hat{r}_1$ = 0.13

FG = 665   GSS = 64.25

Tabelle 7: Ergebnisse der Regressionsrechnung mit den täglichen vom Krankenhaus gemeldeten Pseudokrupp-Anfällen (wurzeltransformiert) als abhängige Variable und der Temperatur und NO_2 als unabhängigen Variablen für die Monate März bis August

Variable	Parameter-schätzer	Frei-heits-grade	% Anteil a. d. Gesamt-variation	F-Statistik	p	Durbin-Watson-Test
Temperatur	−0.003	1	0.40%	1.27	> 5%	d = 2.180
NO_2	0.64	1	0.22%	0.70	> 5%	$\hat{r}_1$ = −0.08
		FG = 316	GSS = 18.08			

Tabelle 8: Ergebnisse der Regressionsrechnung mit den täglichen vom Krankenhaus gemeldeten Pseudokrupp-Anfällen (wurzeltransformiert) als abhängige Variable und der Temperatur und NO_2 als unabhängigen Variablen für die Monate September bis Februar

Variable	Parameter-schätzer	Frei-heits-grade	% Anteil a. d. Gesamt-variation	F-Statistik	p	Durbin-Watson-Test
Temperatur	0.013	1	3.49%	12.83	< 1%	d = 1.743
NO_2	3.61	1	2.36%	8.66	< 1%	$\hat{r}_1$ = 0.12
		FG = 348	GSS = 43.51			

Betrachtet man den Plot der Residuen gegen die Zeit (Abbildung 5), dann sieht man, daß der in Abbildung 4 beobachtete Trend in den Residuen zum Ende der Beobachtungsperiode hier nicht mehr festzustellen ist. D.h. dieser Trend läßt sich auf die geringer gewordene Meldebereitschaft der Ärzte zurückführen. Starke saisonale Schwankungen sind ebenfalls nicht zu erkennen, bis auf die Monate September/Oktober 1983. Die täglichen Schwankungen in der Anzahl der Anfälle sind in diesen Monaten besonders groß und die Residuen liegen fast alle über Null, werden also durch das Modell nur ungenügend geschätzt. Das liegt möglicherweise daran, daß wichtige Variablen, wie z. B. der Virusstatus, im Modell fehlen. Bei den Krankenhaus-Daten ist auch die Fallzahl pro Tag sehr gering, in den Sommermonaten schwanken die Werte meist zwischen 0 und 1 Fall pro Tag, deshalb schwanken auch die Residuen in dieser Zeit überwiegend zwischen −0.2 und 0.4 .

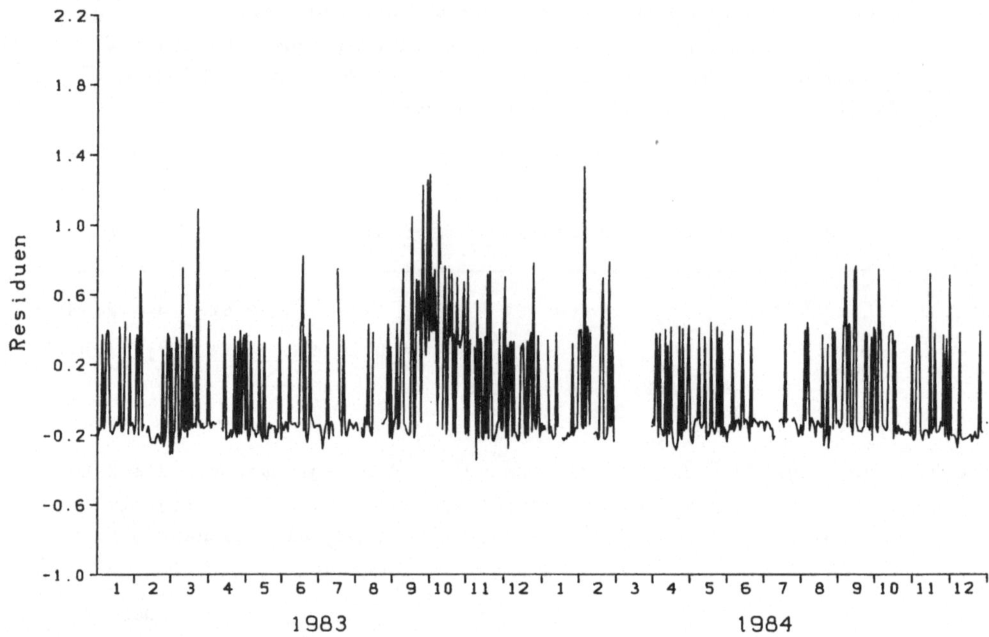

Abbildung 5: Plot der Residuen des Regressionsmodells gegen die Zeit mit
den täglich vom Krankenhaus gemeldeten Pseudokrupp-Anfällen
(wurzeltransformiert) als abhängige Variable und Temperatur
und NO_2 als unabhängigen Variablen

3.3. Weitere mögliche Ansätze

Bei den durchgeführten Regressionsmodellen wurde vorausgesetzt, daß nicht
zwischen den Häufigkeiten der Erkrankungsfälle y_i und den Regressoren x_{ij}
ein annähernd linearer Zusammenhang besteht, sondern zwischen $v_i = \sqrt{y_i + 3/8}$
und den Regressoren. Es eignet sich ebensogut das folgende Vorgehen: Die
Häufigkeiten y_i seien Poisson-verteilt und der Erwartungswert $E(y_i) = \lambda_i$
hängt von den Variablen $x_1, \ldots , x_p$ in der Form

$$\Gamma_i = f(\lambda_i) = \beta_0 + \beta_1 x_{1i} + \ldots + \beta_p x_{pi}$$

ab. Für $f(\lambda_i)$ sind drei Funktionen üblich,
die identische Transformation mit $\Gamma = \lambda$ bzw. $\lambda = \Gamma$,
die Wurzeltransformation mit $\Gamma = \sqrt{\lambda}$ bzw. $\lambda = \Gamma^2$ und
die logarithmische Transformation mit $\Gamma = \ln(\lambda)$ bzw. $\lambda = \exp(\Gamma)$.

Die Allgemeinste ist dabei die logarithmische Transformation, die auch als
loglineares Modell bekannt ist. Die Parameter können dann nach der Maximum-
Likelihood-Methode geschätzt werden, wobei sich in der Praxis die Scoring-
Methode zur Berechnung durchgesetzt hat. Bei dieser Methode werden die Häufigkeiten y_i durch sogenannte Scores z_i ersetzt, mit denen man dann eine
gewichtete Regression durchführt, so daß die Parameter nach der Kleinste-
Quadrate-Methode geschätzt werden.

Bei den durchgeführten Regressionsverfahren tauchte immmer wieder das Problem
der Autokorrelation der Fehler auf. In einem nächsten Schritt könnte man nun
überprüfen, ob diese Korrelation zwischen den Fehlern mit wachsender Zeit-
differenz abnimmt. Dann ist es nämlich gerechtfertigt als Fehlerprozeß einen
Autoregressiven Moving-Average Prozeß der Ordnung (p,q), kurz ARMA(p,q)-Prozeß,
zu unterstellen (vgl. [6]). Es liegt dann ein verallgemeinertes lineares
Regressionsmodell vor, und die Regressionsanalyse läßt sich mit Hilfe der
iterierten Aitken-Schätzung durchführen.

Um den Jahresgang und andere saisonale Schwankungen noch stärker zu berücksichtigen, kann man auch auf die harmonische Analyse zurückgreifen. Man geht
dabei von einem linearen Regressionsansatz mit zeitverzögerten exogenen
Variablen aus und benutzt spektralanalytische Methoden, um die zyklische Komponente zu erfassen.

4. DISKUSSION DER ANGEWANDTEN VERFAHREN

Es sei noch einmal darauf hingewiesen, daß sich aus den Ergebnissen nicht der
Schluß ziehen läßt, NO_2 sei die entscheidende Einflußvariable. Die möglichen
Einflußgrößen NO_2, SO_2 und Schwebstaub sind außerdem sehr stark miteinander
korreliert, so daß bei einer Aufnahme von mehr als einer Variablen in das
Modell stets das Problem der Multikollinearität auftritt. Beim Vorliegen von
Multikollinearität ist die Parameterschätzung mit einer großen Unsicherheit
behaftet und kann sogar soweit führen, daß bei einigen Parameterschätzern die
Vorzeichen falsch geschätzt werden und damit eine Interpretation der Koeffi-
zienten unmöglich ist.

Das Problem der geringer gewordenen Meldebereitschaft der Ärzte wurde zunächst
dadurch gelöst, daß man sich auf die valideren Krankenhaus-Daten beschränkt hat.
Eine weitere Möglichkeit bestände darin, zusätzlich noch die Ärzte in die

Analyse aufzunehmen, die kontinuierlich über die Zeit gemeldet haben. Verwendet man alle Daten, sollte vorher jedoch eine Trendbereinigung vorgenommen werden.

Bei den durchgeführten Verfahren handelt es sich um einen ersten Ansatz zur statistischen Analyse. In den nächsten Schritten hat man nun die Aufgabe, die geeigneten Verfahren zu finden, mit deren Hilfe sich die aufgetretenen Probleme am besten lösen lassen. Im letzten Kapitel wurden bereits einige Vorschläge dazu gemacht.

<u>LITERATURVERZEICHNIS</u>

[1] Wichmann, H.-E., Krämer, U.: Luftverunreinigung und Pseudokrupp.
    Umwelthygiene 17, 1984, Seite 79-101.

[2] Mühling, P., Bory, J., Haupt, H.: Effekt der Luftbelastung auf
    Atemwegserkrankungen des Kleinkindes.
    Fortschr. Med. 34, 1984, Seite 23-27.

[3] Rao, R. C.: Advanced Statistical Methods in Biometric Research.
    Darien, Hafner Publishing Company, 1970.

[4] Kendall, M.G.: Time Series.
    London, Griffin, 1973.

[5] Fegeler, U., Moyzes, R., Wedler, E., Eberhard, K.: Immissions- und
    Wettereinflüsse auf Erkrankungen der oberen und unteren Luftwege von
    Kindern in Berlin(West) 1979-1982.
    Senator für Stadtentwicklung und Umweltschutz, Berlin, 1985.

[6] Keeser, W.: Uni- und multivariate ARIMA-Zeitreihenmodelle in der
    ökologischen Prozeßforschung.
    30.Jahrestagung der Deutschen Gesellschaft für Med. Dokumentation,
    Informatik und Statistik vom 15.-20.9.1985 in Düsseldorf, Vortrag.

Dipl.-Stat. M. Beckmann
Med. Institut für Umwelthygiene an der Universität Düsseldorf
Auf'm Hennekamp 50
4000 Düsseldorf 1

METHODISCHE UND ORGANISATORISCHE PROBLEME VON ZWEI FELDSTUDIEN ZUR
GESUNDHEITLICHEN WIRKUNG DER LUFTVERUNREINIGUNG

U. Kellhammer

ISB - Institut für Medizinische Informationsverarbeitung, Statistik und
Biomathematik der Ludwig- Maximilians-Universität, München

ZUSAMMENFASSUNG

Im Auftrag des Bayerischen Staatsministeriums für Landesentwicklung und Umweltfragen wurden im Rahmen des Forschungsvorhabens "Auswirkungen von Luftverunreinigungen auf den Menschen" (Nr. 6497-V/6b-5161/80) zwei Untersuchungen zur gesundheitlichen Wirkung der Luftverunreinigungen in 4 bayerischen Regionen (Feld-
zeit Oktober - Dezember 1982) durchgeführt. Die Regionen waren zwei Belastungsgebiete (Raum Erlangen-Fürth-Nürnberg = "NUE" und Raum Neuburg-Ingolstadt-Kelheim
= "ING") sowie ein ländliches Vergleichsgebiet (Raum Aichbach-Schrobenhausen-
Pfaffenhofen = "LAND") und die als städtisches Vergleichsgebiet geplante Gemeinde
Augsburg = "AUG".

Die Felduntersuchung "Krankenhaus" hatte die Patienten als Untersuchungsgegen-
stand, die während 8 Wochen Ende 1982 auf eine Intensiv- oder Innere Station der
im Untersuchungsgebiet liegenden, mitarbeitenden Krankenhäuser stationär einge-
wiesen wurden und ihren Wohsitz in einer der 4 Regionen hatten.

Die Felduntersuchung "Ärzte" basierte auf einer nach Facharztrichtung und Region
geschichteten Zufallsstichprobe niedergelassener Allgemeinmediziner und Internisten. In den Praxen dieser Ärzte wurde 4 Wochen lang (November 1982) eine
Strichliste geführt, in die pro Sprechstundentag die Gesamtzahl der Arztbesuche
eingetragen wurde, wobei zusätzlich eine Zuordnung der Patienten zu 4 Diagnosegruppen vorgenommen wurde.

In die Zeitreihenanalyse gingen folgende Variable ein:
- 2 Zielkriterien im Material "Krankenhaus" und zwar "Gesamteinweisungen pro Tag
  auf die interessierenden Abteilungen" (= PATGES) und "Anzahl der Einweisungen
  mit einer evtl. durch Luftverunreinigung bedingten Krankheit" (= LV-EVTL).

- 1 Zielkriterium im Material "Ärzte" und zwar die "durchschnittliche Anzahl von Sprechstundenbesuchern pro Tag und Praxis" (= SPRECH). Die auf die einzelnen Diagnosegruppen entfallenden Patienten konnten wegen zu niedriger Fallzahl nicht in diese Auswertung einbezogen werden.
- 3 Schadstoffvariable: "Schwebstaub" (= STAUB) und Schwefeldioxid" (= SO^2) in allen 4 Regionen, "Kohlenmonoxid" (= CO) in der Region NUE.
- meteorologische Variable: die "pro Tag vorherrschende Phase in der Klassifizierung der Tölzer Wetterphasen" (= TÖLZ) und der "Stagnationsindex" (= STAG) als Maß für die Durchmischung der Luft.

Die medizinische Variablen haben wir selbst erhoben, die Schadstoffdaten und die Werte des Stagnationsindex wurden uns vom Bayerischen Landesamt für Umweltschutz zur Verfügung gestellt, die Tölzer Wetterphasen wurden am Lehrstuhl für Bioklimatologie und Angewandte Meteorologie der Universität berechnet.

Die Auswertung beider Studien bestand aus einem rein deskriptiven Basisteil (hauptsächlich Kontingenztafeln und plots der zeitlichen Verläufe) sowie aus der Berechnung von Zeitreihenanalysen (hauptsächlich mit dem Programm WMTS-1 von TIAO et al).

Die gravierendsten Probleme bei der Durchführung beider Studien waren:

1. Es konnten keine Mortalitätsdaten für die Analyse herangezogen werden. Aus Fallzahlerwägungen wäre nur ein Ausweis der Todesfälle auf Kreisebene in Frage gekommen, die Untersuchungsregionen waren aber zum Teil ohne Rücksicht auf Kreisgrenzen definiert. Fernerhin wäre eine Kontrolle des Wohnsitzes der Verstorbenen in den letzten 15-20 Jahren erforderlich gewesen, um eine korrekte Zuordnung von Exposition zu Wirkung zu gewährleisten. Die dafür nötige Identifizierung der Verstorbenen war nicht möglich (keine diesbezüglichen Angaben vom Bayerischen Landesamt für Statistik und Datenverarbeitung, kein Zugang zu den Todesbescheinigungen). Es mußte deshalb auf die weniger "harten" Morbiditätsvariablen ausgewichen werden.

2. In der Krankenhaus-Studie wurde vom Bayerischen Landesbeauftragten für den Datenschutz gefordert, daß wegen des Zugangs zu den Krankenakten nur Patienten einbezogen werden dürfen, die eine Einwilligungserklärung zu dieser Studie unterschrieben haben. Das führte dazu, daß die Rücklaufquote der beteiligten Krankenhäuser im Durchschnitt nur noch 28,5 % betrug.

3. Zur Luftverunreinigung konkurrierende Risiken wie Rauchen oder Arbeitsplatz-
   Exposition konnten wegen der mangelnden Datenqualität der Krankenakten und
   der Knappheit des Erhebungsprogramms in der Ärzte-Studie nicht berücksichtigt
   werden.

4. Auf der Schadstoffseite gab es hauptsächlich zwei Probleme, die mit der Struktur des fest installierten Lufthygieninschen Überwachungsnetzes (= LÜB) zusammenhängen. Die Standorte der LÜB-Stationen führen zu unterschiedlichen Aggre-
   gationsniveaus der Meßwerte in flächenbedenckenden Analysen: In Reinluftgebieten (hier in LAND) gibt es gar keine LÜB-Stationen, hier mußten für das Vor-
   haben vorübergehend Meßstellen eingerichtet werden, während in Belastungs-
   schwerpunkten mehrere LÜB-Stationen auf eine relativ kleine Fläche konzentriert
   sind. (z.B. 5 Stationen im Stadtgebiet von Nürnberg). Die zweite Schwierigkeit
   lag darin, daß die bei SO_2 und CO anfallenden Halbstundenwerte wegen der Zuordnung zu den medizinischen Variablen auf Tageswerte gemittelt werden mußten.
   Der damit verbundene Glättungseffekt führte dazu, daß kurzfristige Spitzenbe-
   lastungen nicht mehr auswertbar waren.

5. Für die epidemiologische Analyse der Daten wäre eine exakte Zuordnung von Exposition und Wirkung auf Individualebene wünschenswert. Dies war in den Studien
   vor allem aus zwei Gründen nicht möglich: Die Probanden wohnten in unterschiedlicher Entfernung zu den Meßstationen und es gibt noch keine gesicherten Aus-
   breitungsmodelle für die untersuchten Schadstoffe. Außerdem stand ohne Einsatz
   von Tagebüchern keine Information über die Tagesanteile von Innenraum- und
   Außenluftexposition zur Verfügung.

Zusammenfassend werden Lösungsmöglichkeiten für die angesprochenen Probleme diskutiert.

Dr. U. Kellhammer
Inst. für Med. Informationsverarbeitung, Statistik u. Biomathematik
Marchioninistr. 15
8000 München 70

Häufigkeit und Verbreitung von Befunden der Atemwegsorgane in 15
Jahren schulärztlicher Statistik in einigen Regionen von Nordrhein-
Westfalen

W. Gerdel

Institut für Dokumentation und Information über Sozialmedizin
und öffentliches Gesundheitswesen, Bielefeld (idis)

Zusammenfassung

Im Jahre 1965 begann eine Arbeitsgruppe des Landes NRW mit der Entwicklung von Arbeitsrichtlinien für die standardisierte schulärztliche
Untersuchung und Dokumentation, die von 1970 an von Gesundheitsämtern in NRW (und anderen Bundesländern) auf freiwilliger Basis
angewandt werden. Diese Arbeitsrichtlinien enthalten "operationale"
Definitionen. Die Atemwegsorgane bzw. -funktionen betreffen die Merkmale Adenoide, pathologische Tonsillen, Neigung zu Bronchitis und
Asthma. Die vorliegende Arbeit stützt sich auf eine Sekundäranalyse
der aus den Jahresauswertungen vorliegenden aggregierten Daten.
Auf die Originaldaten konnte aus technischen Gründen zur Zeit nicht
zurückgegriffen werden.
Bei der Betrachtung der Daten als Zeitreihe ergeben sich eine Reihe
von Problemen, die im einzelnen diskutiert werden (Zu- und Abgänge
unter den beteiligten Gesundheitsämtern, unregelmäßige Einsendung
der Daten aus den Gesundheitsämtern, Untersuchervariabilität, ange-
stiegener Ausländeranteil, Gebietsreform, Änderung der Arbeitsrichtlinien, sinkende Akzeptanz des verwendeten Elternfragebogens,
Probleme im Verständnis der Definitionen, Nichtanwendbarkeit der
üblichen Verfahren der Zeitreihenanalyse).
Die Ergebnisse zeigen bei Adenoide, pathologischen Tonsillen und
Bronchitisneigung gleichartige Verläufe der Zeitreihen, nämlich zu-
erst ein Ansteigen der Werte bis Mitte der 70er Jahre, dann ein Absinken auf die Ausgangswerte bis 1979/80 danach ein weiteres starken
Abfallen der Werte bis 1984. Anders verhält sich die Häufigkeitsreihe
beim Merkmal Asthma. Bis Mitte der 70er Jahre bleibt der Wert auf
einem mittleren Niveau, sinkt etwas bis 1980 und steigt dann stark an,
was einer Verdoppelung der Werte innerhalb von vier Jahren entspricht.
Dieser Anstieg kann nicht allein mit verbesserter Diagnostik in den
letzten Jahren erklärt werden und ist eher im Zusammenhang mit dem
Anstieg allergischer Phänomene überhaupt zu sehen.
Über den Zusammenhang der Häufigkeit von Atemwegsbefunden und der
Luft- und Umweltverschmutzung sind aus unseren Daten kaum Aussagen
zu machen, denn die Dokumentation deckt das Gebiet von NRW und hier
insbesondere die Gebiete mit stärkerer Luftverschmutzung nur lücken-
haft ab, die Daten können regional unterhalb der Kreisebene nicht
aufgeschlüsselt werden, sozio-ökologische Merkmale werden nicht er-
fasst und die feststellbaren regionalen Unterschiede sind wahrscheinlich durch erhebliche Untersuchervariabilitäten überlagert.
Es müssen Anstrengungen unternommen werden, für die Zukunft diese
Schwachstellen in den Griff zu bekommen.

Einleitung

Im Jahre 1965 wurde eine Arbeitsgruppe des Landes Nordrhein-Westfalen
gebildet, die Arbeitsrichtlinien zur standardisierten Durchführung
und Dokumentation der schulärztlichen Untersuchungen erarbeitet hat.
Das hierin beschriebene Verfahren, unter der Bezeichnung "Bielefelder
Modell" bekannt geworden, wird inzwischen von 28 Gesundheitsämtern
in Nordrhein-Westfalen (und vielen Gesundheitsämtern in anderen Bundesländern) angewandt. Die Beteiligung der Gesundheitsämter in NRW ist
freiwillig. Trotz des mit der Dokumentation verbundenen zusätzlichen
Arbeitsaufwandes ist die Beteiligung ständig gestiegen. Ausschlag-
gebend dafür dürften die verbesserten Möglichkeiten der Qualitätssicherung gewesen sein, die die Auswertungsergebnisse für den schulärztlichen Dienst bieten. Weitergehendes Ziel war und bleibt die
Benutzung der Auswertungsergebnisse zur Ableitung epidemiologischer
Aussagen als Voraussetzung für regionale und überregionale Gesund-
heitsplanung. Im folgenden soll gezeigt werden, mit welchen erheb-
lichen Schwierigkeiten eine solche epidemiologische Auswertung sich
auseinanderzusetzen hat und wie es möglich wird zu Ergebnissen zu
kommen, die nicht ohne weiteres ignoriert werden dürfen.

Die Datenbasis

Die folgenden Ausführungen stützen sich auf die Ergebnisse der Auswertungen der beim idis dokumentierten schulärztlichen Untersuchungen
aus den Jahren 1970 bis 1984 (Tab. 1).

Um eine gleichartige Erhebung – die Voraussetzung für eine vergleichbare Auswertung – zu garantieren, gibt es "operationale" Definitionen
in den zur Verfügung stehenden Arbeitsrichtlinien. Die Definitionen
der die Atemwegsorgane bzw. -funktionen betreffenden Merkmale lauten
wie folgt

Adenoide:

Kinder, bei denen mindestens drei der folgenden fünf Symptome vorliegen: Atmung mit leicht geöffnetem Mund, Schlafen mit geöffnetem
Mund, Schnarchen oder Schniefen beim Schlafen, Neigung zu häufigem
oder langdauerndem Schnupfen, zeitweilig auftretende Schwerhörigkeit.

Pathologische Tonsillen:

Kinder, die im letzten Jahr mindestens zweimal an einer eitrigen
Mandelentzündung mit Fieber und starken Schluckbeschwerden erkrankt
sind, oder Kinder, bei denen die Untersuchung der Tonsillen eins der
folgenden drei Symptome ergibt: übergroße Mandeln (Zwischenraum
schmaler als die Breite der Uvula), eitriges Sekret, große Pfröpfe.

Neigung zu Bronchitis:

Kinder, die im letzten Jahr mindestens zweimal an Bronchitis erkrankt
waren.

Asthma:

Kinder, die im letzten Jahr mindestens einen Asthmaanfall hatten und
bei denen schon früher die Diagnose "Asthma" gestellt wurde, oder

Tabelle 1:

Untersuchte Kinder

Schulärztliche Untersuchungen idis/NRW

Jahr	ju/ma 925349	ju 482524	ma 442825
1970	64291	33548	38743
1971	79801	41847	38754
1972	51264	26828	24436
1973	52377	28112	24265
1974	62132	32129	30003
1975	74590	39445	35145
1976	69225	36051	33174
1977	69652	35937	33715
1978	86774	45198	41576
1979	42904	22468	20436
1980	50691	26241	24450
1981	47812	24917	22895
1982	56197	29326	26871
1983	55917	29210	26707
1984	61722	32067	29655

ju: Jungen, ma: Mädchen,

ju/ma: Jungen und Mädchen zusammen

Tabelle 2:

Untersuchte Kinder

Fünf ausgewählte Gesundheitsämter in NRW

Jahre	Orte 159334	A 39743	B 30323	C 14642	D 21663	E 52963
1970	12197	3389	1095	1666	1850	4197
1971	16911	5114	2565	1550	1691	5991
1972	.	.	.	.	.	.
1973	9859	2788	1304	1093	960	3714
1974	8022	1235	1967	1196	1141	2483
1975	12939	3729	1527	1110	961	5612
1976	9009	2739	1468	334	1060	3408
1977	9513	2748	1569	1030	967	3199
1978	11725	3305	1632	1138	1304	4346
1979	13194	3131	4451	1027	1000	3585
1980	12888	2040	4177	953	2143	3575
1981	13346	2745	4212	882	2100	3407
1982	10280	2708	1401	860	2073	3238
1983	9667	2020	1457	914	2160	3116
1984	9784	2052	1498	889	2253	3092

Kinder, die im letzten Jahr mindestens einen Asthmaanfall hatten und
bei denen mindestens zwei der folgenden drei Symptome vorliegen:
faßförmiger Thorax, bronchitische Geräusche (Giemen und Pfeifen),
erschwertes Exspirium.

Die Definition für den Befund "Adenoide" ist ausnahmslos auf anamnestische Angaben gegründet. Bei dem Merkmal "Pathologische Tonsillen"
handelt es sich um eine Mischdefinition,bei der im ersten Teil
anamnestische Angaben, im zweiten Teil der ärztliche Untersuchungsbefund herangezogen werden. Die Definition "Neigung zu Bronchitis"
greift im Wesentlichen auf anamnestische Angaben zurück; die hier
nicht wiedergegebenen Erläuterungen in den Arbeitsrichtlinien weisen
jedoch daraufhin, daß die Bedingungen als erfüllt gelten, wenn die
zweite Bronchitiserkrankung zum Zeitpunkt der Untersuchung noch besteht; insofern fließt der schulärztliche Untersuchungsbefund in die
Erhebung ein. Auch beim Merkmal "Asthma" berücksichtigt der erste
Definitionsteil nur die Anamnese, der zweite Teil zusätzlich den
Untersuchungsbefund.

Eine Sekundäranalyse anhand der Originaldaten war zum jetzigen Zeitpunkt aus technischen Gründen nicht möglich. Wir waren angewiesen
auf die vorhandenen aggregierten Daten, die als Tabellen der Jahres-
auswertung vorliegen. Im Laufe der Jahre wurden unterschiedliche Aus-
wertungsprogramme benutzt, und auch die Auswertungsstrategien wurden
mehrmals geändert. So gehen in die Auswertung ein:
1970 und 1971: "Schulanfänger",
1972-1974: "Kinder, die am Untersuchungstag 6 Jahre alt waren",
1978-1980: "Schulanfänger und Schüler, die am Untersuchungstag 7 Jahre
           oder jünger waren",
1981-1983: "Kindergartenkinder, Schulanfänger und Schüler die am
           Untersuchungstag 5 bis 7 Jahre alt waren",
1984: "Schulanfänger".

Für die Jahre 1970-1978 sind die Daten der nordrhein-westfälischen
Gesundheitsämter zusammen mit denen aus anderen Bundesländern ausgewertet worden. Ab 1979 handelt es sich allein um die Daten der nordrhein-westfälischen Gesundheitsämter.

Die Analyse der aggregierten Daten erfolgte mit einem privateigenen
Home-Computer VC 20 und einem selbsterstellten Programm zur Tabellen-
kalkulation.

Die Unterschiede in der Beteiligung von Gesundheitsämtern von Jahr zu
Jahr läßt erhebliche Zweifel aufkommen an der Zulässigkeit der Betrachtung der Daten als eine Zeitreihe. Es wurde daher ein Vergleichskollektiv gebildet aus den Untersuchungen in fünf nordrhein-westfälischen Kreisen bzw. kreisfreien Städten, die in dem betrachteten
Zeitraum lückenlos am Verfahren beteiligt waren.

Die Gebietsreform der 70er Jahre hat bei vier der fünf in die Auswertung einbezogenen Kommunalgebieten Erweiterungen durch Zusammen-
legung gebracht. Dies wirkt sich in den Daten wie folgt aus (s.Tab.2):

A: Von vor der Gebietsreform liegen für die zusammengelegten Teilge-
   biete getrennte Auswertungen vor, die für die Zeitreihenanalyse
   zusammengerechnet wurden.

B: Nach der Gebietsreform wurde weiter eine getrennte Auswertung für
   das Teilgebiet des Altkreises berechnet (außer für die Jahre
   1979-1981).
C: wie B (ohne Ausnahme).
D: wie B (außer den Jahren 1980-1984).
E: keine Veränderung durch Gebietsreform

Starke Schwankungen in der Zahl der Untersuchten von Jahr zu Jahr
kommen in einigen Fällen dadurch zustande, daß die Erhebungsbogen
eines Jahres verspätet zur Erfassung gegeben und erst im darauf-
folgenden Jahr in die Auswertung einbezogen wurden.

Methodische Probleme bei der Analyse der vorliegenden Daten als
Zeitreihe

a) Unterschiedliche Beteiligung von Gesundheitsämtern

Wie bereits im vorhergehenden Kapitel beschrieben, entstammen die
Daten der Gesamtheit von Jahr zu Jahr durch die unterschiedliche Beteiligung von Gesundheitsämtern wechselnden Kollektiven. Es wäre
nicht ausgeschlossen, daß Veränderungen in den Häufigkeiten allein
zurückgehen auf den Effekt, der von diesen Unterschieden ausgeht:
Das Hinzukommen eines Amtes, in dem die Untersucher niedrigere Werte
erzielen, kann den Wert der Gesamtheit nach unten verändern.

Die Bildung eines Vergleichskollektivs aus fünf kontinuierlich beteiligten Gesundheitsämtern soll diesen Effekt eliminieren.

b) Fluktuation bei den Untersuchern

Innerhalb der Gesundheitsämter haben in dem betrachteten, relativ
langen Zeitraum von 15 Jahren die untersuchenden Ärzte mit Sicherheit
wiederholt gewechselt. Eine Ausschaltung dieses Effekts war anhand
der vorliegenden Daten nicht möglich.

c) Gebietsreform

Wie oben beschrieben, haben wir versucht, den durch die Gebietsreform
verursachten Fehler (durch weitgehende Verwendung der Daten aus den
Altkreisen usw.) kleinzuhalten.

d) Ausländeranteil

Im betrachteten Zeitraum hat sich der Ausländeranteil in NRW bei den
6 bis 10-jährigen von ca. 2% 1970 auf 9,3% 1982 erhöht, von da an
fällt dieser Anteil wieder, 1984 betrug er noch 8,0%.

Die zur Verfügung stehenden aggregierten Daten über Befundhäufig-
keiten weisen die Ergebnisse für Deutsche und Ausländer nicht getrennt
aus. Aus lokalen Erhebungen ist bekannt, daß ausländische Kinder bei
Atemwegsbefunden eine niedrigere Befundhäufigkeit aufweisen (bis
hinunter zu einem Viertel der Werte von deutschen Kindern). Auf diese
Weise werden die Gesamthäufigkeiten systematisch beeinflußt. Dieser
Einfluß liegt schätzungsweise bei den betrachteten Merkmalen unter

0,5%, bei "Asthma" unter 0,05%. Die unten diskutierten Häufigkeits-
unterschiede liegen weit über diesen Werten, so daß die Störgröße
"veränderter Ausländeranteil" vernachlässigt werden kann.

e) Änderung des Verfahrens

Im Jahre 1980 wurden die Arbeitsrichtlinien überarbeitet und damit
zum Teil die Definitionen verändert. Bei den hier betrachteten Merkmalen kam es nicht zu wesentlichen Veränderungen. Durch die in der
Öffentlichkeit geführte Datenschutzdiskussion kam es jedoch zu einer
Verunsicherung der Eltern bei der Beantwortung der Anamnesefragen in
den Elternfragebogen. Es kann davon ausgegangen werden, daß die Nicht-
ausfüllung von Fragebogen (bzw. die Einstellung der Versendung dieser
Fragebogen durch die Gesundheitsämter) zu einer insgesamt niedrigeren
Erfassungsrate an Befunden führte.

f) Fehler bei der Definitions-Interpretation

Die Arbeitsrichtlinien legen generell fest, daß durchgeführte
Operationen nicht zu dokumentieren sind, d.h. eine stattgehabte
Adenektomie oder Tonsillektomie zählt nicht als Befund. Diese Festlegung ist von den Untersuchern nicht generell beachtet worden. Erst
in den letzten Jahren hat sich durch wiederholte Hinweise auf diese
Festlegung ein größerer Anteil von Untersuchern im Sinne der Arbeitsrichtlinien verhalten.

g) Die Verwendung von mathematisch-statistischen Verfahren der Zeitreihenanalyse

Die bei der mathematisch-statistischen Zeitreihenanalyse, wie sie besonders in der Ökonometrie angewandt wird, üblicherweise unterschieden-
en Komponenten (Trend, Konkunkturschwankung, Saisonschwankung, Zufalls-
schwankung) setzen Beobachtungen in kürzeren Zeitabständen (z.B. zur
Ermittlung von Saisonschwankungen) und über längere Zeiträume voraus
(für "Konjunkturzyklen" wird z.B. eine Dauer von 3 bis 15 Jahren angenommen). Wünschenswert wäre eine Aussage über einen vorhandenen
Trend. Üblicherweise wird für das Erkennen funktionaler Zusammenhänge eine Regressionsanalyse durchgeführt. Dabei gilt es, aus der
Menge der möglichen Funktionstypen die geeignete auszuwählen, so daß
einerseits deren Parameter sachlogisch interpretierbar sind und
andererseits Extrapolationen möglich werden. Letztere beiden Bedingungen werden am ehesten von einer monoton steigenden oder fallenden
Funktion erfüllt (sei sie linear, exponentiell oder logistisch).
Solche Kurvenverläufe liegen aber in unseren Daten nicht vor. Die An-
passung an eine andere Funktion (z.B. ein Polynom) wird wegen der
genannten Interpretationsschwierigkeiten für nicht sinnvoll erachtet.
Statistisch begründete Trendaussagen können daher für das betrachtete
Datenmaterial nicht gemacht werden.

h) Standardisierung

In Bezug auf bestimmte Merkmale unterschiedlich zusammengesetzte
Kollektive lassen sich durch das Verfahren der Standardisierung vergleichbar machen (üblich sind Alters- und Geschlechtsstandardisie-
rungen). Das Vergleichskollektiv aus den fünf Gesundheitsämtern
weist in den Zahlen der untersuchten Kinder von Jahr zu Jahr (aus
welchen Gründen auch immer) starke Schwankungen auf. Um einen hier-

von eventuell ausgehenden Effekt zu eliminieren wurde eine Standardisierung durchgeführt.

<u>Ergebnisse</u>

Auf den Tabellen 3 ff wird der zeitliche Verlauf der Häufigkeiten bei den vier betrachteten Atemwegsbefunden dargestellt.

a) Adenoide

Tabelle 3 zeigt die Häufigkeiten von "Adenoide" in der Gesamtheit. Es ergibt sich eine Häufigkeit über die Jahre von 11,6%, die bei den Jungen mit 12,3% etwas höher als bei den Mädchen mit 10,8% liegt. Von 1970 beginnend mit 12,9% steigen die Werte an bis auf über 15% Mitte der 70er Jahre, neigen sich bis Ende der 70er Jahre wieder bis zum Ausgangswert und fallen dann bis auf dessen Hälfte.

Wir haben geprüft, inwiefern die Häufigkeiten der einzelnen Jahre die Konfidenzgrenzen für den Häufigkeitswert für die Gesamtzeit überschreiten. In der Tabelle 4 bedeuten die eingetragenen Symbole folgendes:

Symbol	Überschreitung der Vertrauensgrenzen	
	in Richtung	mit der Irrtumswahrscheinlichkeit
++++	nach oben	0,01%
+++	" "	0,1%
++	" "	1%
+	" "	5%
.	keine Überschreitung	keine Überschreitung
−	nach unten	5%
−−	" "	1%
−−−	" "	0,1%
−−−−	" "	0,01%

So entsteht eine semigrafische Darstellung, die die anhand der Tabelle 3 geäußerten Anmutungen statistisch-deskriptiv fundiert.

Betrachtet man die Auswertung des Teilkollektivs von fünf Gesundheitsämtern (Tab. 5 bis 8), zeigt sich folgendes:
- Der Wert für alle Jahre liegt höher als bei der Auswertung für die Gesamtheit.
- Es gibt keinen Anstieg zu einem Gipfel in der Mitte der 70er Jahre sondern eher ein kontinuierliches Absinken der Werte.

Bei der Synopse der fünf Gesundheitsämter in den Tabellen 5 und 6 fällt auf:
- Die Werte für alle Jahre unterscheiden sich von Gesundheitsamt zu Gesundheitsamt teils erheblich.
- Es sind in den Einzeljahren bei einigen Gesundheitsämtern Ausreißer nach oben anzutreffen z.B. B 1971 und 1973, D 1970 und 1971, E 1970.

Tabelle 3:

<u>Häufigkeit von "Adenoide"</u>
Schulärztliche Untersuchungen idis/NRW

Jahr	Ju/ma 11.6	Ju 12.3	ma 10.8
1970	12.9	14	11.7
1971	14.3	15.1	13.4
1972	15.3	16.2	14.3
1973	14.3	14.7	13.9
1974	15.2	16.1	14.3
1975	13.1	13.7	12.6
1976	11.7	12.5	10.9
1977	11.3	11.1	11.5
1978	12.2	13.3	10.9
1979	10.5	11.3	9.5
1980	9.3	9.9	8.7
1981	9.2	10	8.3
1982	8.1	8.9	7.2
1983	7.3	7.9	6.6
1984	6.5	7	6

Tabelle 4:

<u>Häufigkeit von "Adenoide"</u>
Schulärztliche Untersuchungen idis/NRW

Jahr	Ju/ma 11.6	Ju 12.3	ma 10.8
1970	++++	++++	++++
1971	++++	++++	++++
1972	++++	++++	++++
1973	++++	++++	++++
1974	++++	++++	++++
1975	++++	++++	++++
1976	.	.	.
1977	–	----	+++
1978	++++	++++	.
1979	----	----	----
1980	----	----	----
1981	----	----	----
1982	----	----	----
1983	----	----	----
1984	----	----	----

Tabelle 5:

<u>Häufigkeit von "Adenoide"</u>
Fünf ausgewählte Gesundheitsämter in NRW

	Orte	A	B	C	D	E
Jahre	13.6	9.5	16.8	7.9	14.3	16
1970	21.6	11.1	9	15.3	27.8	33.1
1971	19.3	11.8	35.6	10.8	32.1	17.3
1972	.	.	.	.	.	.
1973	19.4	14.4	46	5.7	28.9	17.3
1974	14.2	9.8	20.4	9.2	13.2	14.5
1975	13.8	9	25.7	7.3	14.3	15
1976	14.4	10.4	25.9	1.8	8.2	16
1977	11.5	10.7	17.9	4.3	8.7	12.2
1978	10.2	8.7	18.3	4.4	6.8	10.9
1979	9.4	6.2	11	6.5	1.4	13.4
1980	10.7	9.3	7.5	6.1	13.3	15.1
1981	10.4	6.7	8.9	9	13.6	13.5
1982	11.6	7.3	14	6.3	12	15.4
1983	11.7	7.8	15	6.8	7.5	17.1
1984	9.9	7.7	10.2	7.5	13	9.7

Tabelle 6:

<u>Häufigkeit von "Adenoide"</u>
Fünf ausgewählte Gesundheitsämter in NRW

	Orte	A	B	C	D	E
Jahre	13.6	9.5	16.8	7.9	14.3	16
1970	++++	+++	----	++++	++++	++++
1971	++++	++++	++++	+++	++++	++
1972	.	.	.	.	.	.
1973	++++	++++	++++	--	++++	+
1974	.	.	+++	.	.	-
1975	.	.	++++	.	.	-
1976	+	.	++++	---	----	.
1977	----	+	.	----	----	----
1978	----	.	.	----	----	----
1979	----	----	----	.	----	----
1980	----	.	----	-	.	.
1981	----	----	----	.	.	---
1982	----	---	--	.	--	.
1983	----	--	.	.	----	.
1984	----	--	----	.	.	----

| Tabelle 7: | | | | Tabelle 8: | | |

Häufigkeit von "Adenoide"
Fünf ausgewählte Gesund-
heitsämter in NRW

Jahre	ju/ma 13.6	ju 14.6	ma 12.5
1970	21.6	24.6	18.4
1971	19.3	20.3	18.2
1972	.	.	.
1973	19.4	20.2	18.4
1974	14.2	15.3	13.1
1975	13.8	14.3	13.3
1976	14.4	16.4	12.5
1977	11.5	12.4	10.5
1978	10.2	10.5	9.9
1979	9.4	10.4	8.4
1980	10.7	11.6	9.8
1981	10.4	11	9.7
1982	11.6	12.9	10.2
1983	11.7	12.7	10.7
1984	9.9	10.1	9.7

Häufigkeit von "Adenoide"
Fünf ausgewählte Gesund-
heitsämter in NRW

Jahre	ju/ma 13.6	ju 14.6	ma 12.5
1970	++++	++++	++++
1971	++++	++++	++++
1972	.	.	.
1973	++++	++++	++++
1974	.	.	.
1975	.	.	+
1976	+	+++	.
1977	----	----	---
1978	----	----	----
1979	----	----	----
1980	----	----	----
1981	----	----	----
1982	----	---	----
1983	----	---	---
1984	----	----	----

Tabelle 9:

Häufigkeit von "Adenoide"
Fünf ausgewählte Gesundheitsämter in NRW
- standardisiert nach Gesundheitsämtern -

Jahre	ju/ma 13.6	ju 14.6	ma 12.5
1970	20.7	22.7	18.3
1971	20.8	21.9	19.6
1972	.	.	.
1973	21.5	22.4	20.4
1974	13.8	14.8	12.6
1975	14.7	15.3	14
1976	14.1	15.4	12.5
1977	11.7	12.8	10.6
1978	10.6	10.9	10.3
1979	8.9	9.7	8
1980	11.1	12	10.1
1981	10.5	11.3	9.6
1982	11.8	13.1	10.4
1983	12.1	13.2	11
1984	9.5	9.9	9.2

Tabelle 10:

Häufigkeit von "Adenoide"
Fünf ausgewählte Gesundheitsämter in NRW
- standardisiert nach Gesundheitsämtern -

Jahre	ju/ma 13.6	ju 14.6	ma 12.5
1970	++++	++++	++++
1971	++++	++++	++++
1972	.	.	.
1973	++++	++++	++++
1974	.	.	.
1975	+++	.	+++
1976	.	.	.
1977	----	---	---
1978	----	----	----
1979	----	----	----
1980	----	----	----
1981	----	----	----
1982	----	--	----
1983	---	--	--
1984	----	----	----

- Der grobe Abwärtstrend der Werte findet sich außer in der Spalte
  für alle Orte auch bei jedem einzelnen Gesundheitsamt.

Die Tabellen 9 und 10 sind analog den Tabellen 7 und 8 aufgebaut,
jedoch hier nach den Gesundheitsämtern standardisiert worden. Es
ändern sich dadurch die Häufigkeitswerte nur unwesentlich, und der
Gesamteindruck, den die Semigrafik vermittelt, bleibt der gleiche.

Die Unterschiede zwischen den Gesundheitsämtern können ohne weitere
Informationen über Umwelt- und Sozialbedingungen nicht inhaltlich
interpretiert werden und müssen daher hier so hingenommen werden. Tatsächlich im Gesundheitszustand der Untersuchten bestehende Unterschiede dürften aber auf jeden Fall überlagert sein durch Unterschiede
zwischen den Untersuchern. Eindeutig ist jedoch der Trend von höheren
Werten Anfang der 70er Jahre bis zu niedrigeren Werten in den 80er
Jahren. Außer den schon erwähnten methodischen Einflüssen (Verfahrensänderung, Fehler in der Definitionsinterpretation) könnte hier hinein-
spielen, daß im betrachteten Zeitraum das Früherkennungsprogramm im
Kindesalter wirksam wurde und daß durch eine steigende Beteiligung
daran vielleicht zunehmend eine frühere Sanierung von Adenoiden erfolgt ist.

b) Pathologische Tonsillen

Die Tabellen 11 und 12 geben Häufigkeiten und deren statistische Bewertung bei "Path. Tonsillen" in der Gesamtheit wieder. Über alle
Jahre ist die Häufigkeit 11,5%, es besteht kaum ein Geschlechtsunter-
schied. Der zeitliche Verlauf zeigt zunächst einen Anstieg der Werte
bis Mitte der 70er Jahre, dann ein Absinken, bis 1979/80 das ur-
sprüngliche Niveau wieder erreicht ist. Danach fallen die Werte
drastisch bis auf annähernd die Hälfte des Ausgangswertes. Hier
findet sich also ein vergleichbarer zeitlicher Verlauf wie beim
Merkmal "Adenoide".

Tabellen 13 und 14 zeigen die Auswertung der fünf ausgewählten Gesundheitsämter (hier wie bei den folgenden Merkmalen beschränken wir
uns auf die Wiedergabe der nach Gesundheitsämtern standardisierten
Auswertung, da diese Darstellung die in den Zahlen enthaltene Information am besten verdeutlicht). Auch hier (wie bei "Adenoiden")
ist die Häufigkeit für alle Jahre gegenüber der Gesamtauswertung
(Tab. 11 und 12) mit 13,2% etwas höher. Der zeitliche Verlauf der
Werte ist hier eher dem Verlauf bei der Gesamtheit ähnlich (anders
als bei "Adenoiden"), jedoch mit einer Verspätung des Ansteigens als
auch des Absinkens um 1 bis 2 Jahre. Die Deutung des Kurvenverlaufs
unterscheidet sich nicht von der beim Merkmal "Adenoide".

c) Neigung zu Bronchitis

Die Häufigkeiten für das Merkmal "Neigung zu Bronchitis" sowie ihre
Bewertung (Auswertung der Gesamtheit) finden sich in den Tabellen
15 und 16. Die Häufigkeit für alle Jahre beträgt 5,4%; mit 6,1% ist
sie bei den Jungen deutlich höher als bei den Mädchen mit 4,6%. Der
zeitliche Verlauf entspricht dem der bisher besprochenen Befunde.

Der Vergleich mit der Auswertung des Teilkollektivs (Tab. 17 und 18)
zeigt mit 7,1% einen deutlich höheren Wert für die Häufigkeit im
Gesamtzeitraum. Der zeitliche Verlauf ist ähnlich dem aus der
Gesamtheit. Auch hier (wie bei "Path. Tonsillen") finden wir eine

Tabelle 11:

Häufigkeit von "Path.Tonsillen"

Schulärztliche Untersuchungen
idis/NRW

Jahr	ju/ma 11.5	ju 11.7	ma 11.3
1970	10.4	10.3	10.5
1971	15.2	15.6	14.7
1972	14.1	14.7	13.4
1973	13.6	13.2	14.2
1974	14.8	14.8	14.8
1975	12.4	12.5	12.3
1976	11.4	11.7	11.1
1977	13.1	13.4	12.8
1978	13.4	13.8	13
1979	11.4	11.7	11
1980	10.3	10.6	9.9
1981	8	8.3	7.7
1982	7.5	7.8	7.1
1983	7	6.9	7.1
1984	6.2	6.4	6

Tabelle 12:

Häufigkeit von "Path. Tonsillen"

Schulärztliche Untersuchungen
idis/NRW

Jahr	ju/ma 11.5	ju 11.7	ma 11.3
1970	----	----	---
1971	++++	++++	++++
1972	++++	++++	++++
1973	++++	++++	++++
1974	++++	++++	++++
1975	++++	++++	++++
1976	.	.	.
1977	++++	++++	++++
1978	++++	++++	++++
1979	.	.	.
1980	----	----	----
1981	----	----	----
1982	----	----	----
1983	----	----	----
1984	----	----	----

Tabelle 13:

Häufigkeit von "Path.Tonsillen"

Fünf ausgewählte Gesundheitsämter in NRW
- standardisiert nach Gesundheitsämtern -

Jahre	ju/ma 13.2	ju 13.4	ma 12.9
1970	12.2	12.5	11.8
1971	13.6	14.1	13.2
1972	.	.	.
1973	16.4	16.3	16.5
1974	15.2	15.5	14.8
1975	14.5	14.4	14.7
1976	15.2	18.7	14.2
1977	14.7	14.7	14.8
1978	13.6	13.5	13.7
1979	16.8	17.1	16.6
1980	15.4	15.6	15.1
1981	8.8	9.1	8.5
1982	9.9	10.1	9.8
1983	9.6	9.4	9.9
1984	7.8	8	7.6

Tabelle 14:

Häufigkeit von "Path. Tonsillen"

Fünf ausgewählte Gesundheitsämter in NRW
- standardisiert nach Gesundheitsämtern -

Jahre	ju/ma 13.2	ju 13.4	ma 12.9
1970	---	-	--
1971	.	+	.
1972	.	.	.
1973	++++	++++	++++
1974	++++	+++	+++
1975	++++	+	+++
1976	++++	++++	++
1977	++++	++	+++
1978	.	.	.
1979	++++	++++	++++
1980	++++	++++	++++
1981	----	----	----
1982	----	----	----
1983	----	----	----
1984	----	----	----

Tabelle 15:

Häufigkeit von
"Neigung zu Bronchitis"

Schulärztliche Untersuchungen
idis/NRW

Jahr	Ju/ma 5.4	Ju 6.1	ma 4.6
1970	4.1	4.7	3.4
1971	5.6	6.3	4.8
1972	6.1	6.9	5.3
1973	6.4	7.3	5.3
1974	6.3	7.2	5.4
1975	7.3	8.7	6
1976	5.8	6.5	5
1977	5.7	6.4	4.9
1978	5.3	6	4.6
1979	5.4	6	4.7
1980	4.2	5	3.5
1981	4.4	4.7	4
1982	4.4	5	3.7
1983	4.5	5.1	3.9
1984	4.6	5.1	4.1

Tabelle 16:

Häufigkeit von
"Neigung zu Bronchitis"

Schulärztliche Untersuchungen
idis/NRW

Jahr	Ju/ma 5.4	Ju 6.1	ma 4.6
1970	----	----	----
1971	++	.	+
1972	++++	++++	++++
1973	++++	++++	++++
1974	++++	++++	++++
1975	++++	++++	++++
1976	++++	+++	+++
1977	+++	+	++
1978	.	.	.
1979	.	.	.
1980	----	----	----
1981	----	----	----
1982	----	----	----
1983	----	----	----
1984	----	----	---

Tabelle 17:

Häufigkeit von
"Neigung zu Bronchitis"

Fünf ausgewählte Gesundheitsämter in NRW
- standardisiert nach Gesundheitsämtern -

Jahr	Ju/ma 7.1	Ju 7.8	ma 6.2
1970	4.3	4.6	3.9
1971	6	6.3	5.7
1972	.	.	.
1973	8.2	9	7.3
1974	8.6	9.5	7.7
1975	10.6	12.8	8.4
1976	9.3	9.6	8.2
1977	7.6	8.1	.
1978	8.2	9	7.2
1979	9.8	10.5	9
1980	6.1	7.4	4.7
1981	5.9	6.3	5.5
1982	5.4	6.1	4.7
1983	5.5	6.1	4.8
1984	5.2	5.9	4.4

Tabelle 18:

Häufigkeit von
"Neigung zu Bronchitis"

Fünf ausgewählte Gesundheitsämter in NRW
- standardisiert nach Gesundheitsämtern -

Jahr	Ju/ma 7.1	Ju 7.8	ma 6.2
1970	----	----	----
1971	----	----	-
1972	.	.	.
1973	++++	+++	++
1974	++++	+++	+++
1975	++++	++++	++++
1976	++++	++++	++++
1977	+	.	----
1978	++++	+++	++
1979	++++	++++	++++
1980	---	.	----
1981	----	----	-
1982	----	----	----
1983	----	----	---
1984	----	----	----

Verschiebung um 1 bis 2 Jahre.

Die Deutung bezieht sich auf das beim Merkmal "Adenoide" gesagte. Die
methodischen Einflüsse (Verfahrensänderung usw.) wirken sich hier in
gleicher Weise aus. Eine frühzeitigere Sanierung im Bereich des
lymphatischen Rachenringes (durch Adenektomie und Tonsillektomie)
kann sich auch auf die Befundhäufigkeit beim Merkmal "Neigung zu
Bronchitis" auswirken, da Bronchitiden mit einem nicht unerheblichen
Anteil (als "Sinubronchitiden") vom Nasen- Rachenraum ausgehen.

d) Asthma

Tabellen 19 und 20 zeigen die Häufigkeiten und ihre statistische Bewertung bei "Asthma" in der Gesamtheit. Mit 0,5% liegt die Häufigkeit
bei Asthma eine Zehnerpotenz unter den Werten der vorher diskutierten
Merkmale. Da das Vertrauensintervall für Häufigkeiten von der Größe
der Häufigkeit abhängt, sind hier nicht derart auffällige Über-
schreitungen der Vertrauensgrenzen wie bei den anderen Merkmalen zu
erwarten. Der Wert für Jungen ist mit 0,6% doppelt so hoch wie bei
Mädchen mit 0,3%. Der zeitliche Verlauf ist anders als bei den anderen
Merkmalen. Bis Mitte der 70er Jahre bleibt der Wert auf einem mittleren Niveau von 0,5%, sinkt bis 1980 auf 0,3% und steigt dann
rasant bis 1984 auf 0,6% an. Das entspricht einer Verdoppelung innerhalb von vier Jahren.

Die gleiche Bewertung zeigt sich bei der Betrachtung des Teilkollektivs
in Tabelle 21 und 22, wenn auch auf dem unbedeutend um 0,1% erhöhten
Niveau.

Die bei der Deutung der anderen Merkmale herangezogenen Einflüsse
(Früherkennungsmaßnahmen), sind hier nicht wirksam. Die Tatsache, daß
diagnostische Methoden bei Asthma in den letzten Jahren verbessert
und verstärkt angewandt wurden, könnte dazu geführt haben, daß mehr
Fälle als früher als "Asthma" bezeichnet werden und daß sich dadurch
die Häufigkeit erhöht. Jedoch wird bei allergischen Krankheiten überhaupt (und hierher lassen sich die meisten Asthmaerkrankungen
zählen) eine Erhöhung der Häufigkeit in den letzten Jahren diskutiert.
Die Verdoppelung der Häufigkeit von Asthma bei der Einschulungsunter-
suchung darf daher nicht ohne genauere Prüfung abgetan werden.

<u>Schluß</u>

Die Analyse der Häufigkeiten von Atemwegsbefunden aus Einschulungs-
untersuchungen aufeinanderfolgender Jahre ist u.a. von Interesse
wegen des zu vermutenden Zusammenhangs mit der Luft- und Umweltverschmutzung. Einen Beitrag zur Diskussion dieses Bezugs liefern die
von uns analysierten schulärztlichen Daten jedoch kaum. Hauptprobleme
sind:
1. Die Dokumentation deckt das Gebiet von Nordrhein-Westfalen nur unvollständig ab und die Gebiete mit stärkerer Luftverschmutzung
   fehlen weitgehend.
2. Die Daten können regional unterhalb der Kreisebene entweder garnicht
   oder nur unzureichend aufgeschlüsselt werden.
3. In dem maschinenlesbaren Teil der Dokumentation sind soziale und
   umweltbezogene Daten nicht enthalten.
4. Alle eventuell feststellbaren Unterschiede sind wahrscheinlich
   durch erhebliche Untersuchervariabilitäten überlagert.

Um die schulärztliche Dokumentation zu einer umweltepidemiologisch

Tabelle 19:

Häufigkeit von "Asthma"

Schulärztliche Untersuchungen
idis/NRW

Jahr	ju/ma .5	ju .6	ma .3
1970	.5	.6	.3
1971	.5	.7	.4
1972	.5	.6	.4
1973	.5	.7	.4
1974	.5	.6	.3
1975	.5	.7	.3
1976	.4	.6	.3
1977	.4	.5	.3
1978	.4	.5	.3
1979	.4	.6	.2
1980	.3	.5	.2
1981	.4	.5	.3
1982	.5	.6	.3
1983	.5	.7	.4
1984	.6	.9	.4

Tabelle 20:

Häufigkeit von "Asthma"

Schulärztliche Untersuchungen
idis/NRW

Jahr	ju/ma .5	ju .6	ma .3
1970	.	.	.
1971	.	.	.
1972	.	.	+
1973	+	.	+
1974	.	.	.
1975	+	+	.
1976	.	.	.
1977	--	--	.
1978	-	-	.
1979	-	.	-
1980	---	--	---
1981	.	.	.
1982	.	.	.
1983	+	.	.
1984	++++	++++	+

Tabelle 21:

Häufigkeit von "Asthma"

Fünf ausgewählte Gesundheitsämter in NRW
- standardisiert nach Gesundheitsämtern -

Jahr	ju/ma .6	ju .7	ma .4
1970	.5	.7	.3
1971	.5	.7	.4
1972	.	.	.
1973	.6	.6	.6
1974	.7	.8	.5
1975	.6	.9	.4
1976	.7	1	.4
1977	.4	.5	.3
1978	.5	.6	.3
1979	.6	.6	.5
1980	.4	.7	.2
1981	.5	.7	.3
1982	.6	.8	.4
1983	.7	.8	.5
1984	.7	1.2	.3

Tabelle 22:

Häufigkeit von "Asthma"

Fünf ausgewählte Gesundheitsämter in NRW
- standardisiert nach Gesundheitsämtern -

Jahr	ju/ma .6	ju .7	mä .4
1970	.	.	.
1971	.	.	.
1972	.	.	.
1973	.	.	+
1974	.	.	.
1975	.	.	.
1976	.	.	.
1977	-	-	.
1978	.	.	.
1979	.	.	.
1980	-	.	--
1981	.	.	.
1982	.	.	.
1983	.	.	.
1984	+	+++	.

stärker relevanten Datenbasis auszubauen, muß daher folgendes angestrebt werden:

Zu 1.
Es muß dafür gesorgt werden, daß insbesondere in Bezug auf die Umwelt-
belastung kritische Gebiete in die Dokumentation der schulärztlichen
Untersuchungen einbezogen werden.

Zu 2.
Wegen der innerhalb der Kommunalgebiete stark schwankenden Belastungs-
werte muß die Möglichkeit zur Auswertung von Teilgebieten unterhalb
der Kreisebene gegeben sein.

Zu 3.
Der schulärztliche Untersuchungskatalog muß verstärkt umweltrelevante
Merkmale enthalten. Die Möglichkeiten für eine Inbeziehungsetzung
der Befunddaten und der sozio-ökologischen Daten müssen geschaffen
werden.

Zu 4.
Eine Verbesserung der Datenqualität ist anzustreben, und zwar durch
Verbesserung der Definitionen, durch verstärkte Einweisung und Nach-
schulung, durch Anwendung objektiver Verfahren (wo möglich), durch
Datenmonitoring zur frühzeitigen Erkennung und Beseitigung von Fehler-
quellen.

Das Arbeitsgebiet der schulärztlichen Epidemiologie ist bisher ein
Stiefkind der Wissenschaft. Es ist auch eine Absicht dieser Arbeit,
auf dieses fruchtbare Terrain hinzuweisen und Hochschuleinrichtungen
für die Mitwirkung an der Aufarbeitung vorhandenen und zukünftigen
Materials zu interessieren.

<u>Literatur</u>

Arbeitsrichtlinien für die jugendärztliche Untersuchung und Dokumentation - Bielefelder Modell. 5. verbesserte Auflage. Bielefeld:
Institut für Dokumentation und Information über Sozialmedizin und
öffentliches Gesundheitswesen 1980

Dokumentation schulärztlicher Untersuchungen. Bielefeld: Institut
für Dokumentation und Information über Sozialmedizin und öffentliches
Gesundheitswesen 1969- (jährlich)

Sassen, G.; Schimke, C.; Gerdel, W.
Schwachstellen der Qualitätssicherung im schulärztlichen Screening
- 10 Jahre Erfahrungen in der zentralen Auswertung der Untersuchungen
in: Qualitätssicherung in der Medizin. Probleme und Lösungsansätze.
GMDS-Frühjahrstagung, Tübingen, 9.-10. April 1981
Berlin: Springer 1981. S. 97-107
Medizinische Informatik und Statistik Bd. 31

Gerdel, W.; Sassen, G
Die Bedeutung von Reihenuntersuchungen für die Epidemiologie der
Behinderungen
in: Therapiestudien. 26. Jahrestagung der GMDS, Giessen, 21.-23.
September 1981
Berlin: Springer 1981.
Medizinische Informatik und Statistik Bd. 33

Gerdel, W.
Schulärztliche Daten als Quelle für epidemiologische Untersuchungen
in: Methoden der Statistik und Informatik in Epidemiologie und
Diagnostik
Berlin: Springer 1983. S. 185-190. Med. Inform. u. Statistik Bd. 40

Kurth, F.-J.
Epidemiologische Auswertung der Schulgesundheitsuntersuchungen der
Schulanfänger im Kreis Aachen des Jahres 1980
Aachen: Med. Diss. 1984. 121 S.

Sassen, G.
Prävention der KHK und jugendärztlicher Dienst des Gesundheitsamtes
Vortrag auf der Arbeitstagung der Deutschen Arbeitsgemeinschaft für
Kardiologische Prävention und Rehabilitation e.V.
"Die koronare Herzkrankheit (KHK)", Bad Nauheim, 16.-17. Mai 1985

Gerdel, W.
EDV- und Statistik-Erfahrungen im schulärztlichen Dienst aus
ärztlicher Sicht.
Vortrag auf der Fortbildungsveranstaltung "EDV im Gesundheitsamt"
der Akademie für öffentliches Gesundheitswesen, Düsseldorf, 5.-6.
September 1985

Dr. med. Wolfgang Gerdel
Institut für Dokumentation und Information
über Sozialmedizin und öffentliches Gesundheitswesen (idis)
Westerfeldstr. 35/37
4800 Bielefeld 1

AUSWERTESTRATEGIEN FÜR REGIONALE VERGLEICHE

U. Krämer

Medizinisches Institut für Umwelthygiene an der Universität Düsseldorf

ZUSAMMENFASSUNG

Querschnittsstudien mit räumlichem Vergleich als Grundlage der Bewertung von Umweltbelastungen gehören überwiegend einer handlungsorientierten Epidemiologie an.
Daraus folgt, daß die Ergebnisdarstellung korrekt, aber einfach interpretierbar
sein sollte. Es wird daher folgende Auswertestrategie vorgeschlagen: Alle Haupteffekte werden grundsätzlich im Modell behalten. Ein Auswahlverfahren wird nur
für die Wechselwirkungsterme vorgenommen. Die Analyse des Ortseinflusses erfolgt
in durch bedeutsame Wechselwirkungsterme definierten Subgruppen. Das Ergebnis
dieser und anderer häufig verwendeter Auswertestrategien wird anhand einer Analyse des Blutbleispiegels und einer Fragebogenerhebung zum Pseudokrupp bei Kindern
aus Duisburg und Goch vorgestellt.

1. EINLEITUNG

Ende 1984 bzw. Anfang 1985 wurde vom Medizinischen Institut für Umwelthygiene im
Auftrage des Bundesinnenministeriums eine Umfrage bei 40 Länderministerien der
Bundesrepublik durchgeführt, die Auskunft geben sollte über gerade abgeschlossene
oder z.Zt. laufende epidemiologische Studien mit dem Thema: "Auswirkungen der
Luftverschmutzung auf die menschliche Gesundheit". Bis Juli 1985 wurden 78 solche
Studien gemeldet. Alle diese Studien lassen sich unschwer in folgendes Schema
einordnen:

1. Handlungsorientierte Epidemiologie. Dies ist eine Form der Epidemiologie, die
   meist von Politikern angeregt wird und Grundlage für deren Entscheidungen sein
   soll.
   - Dazu gehört zunächst einmal das Monitoring von Schadstoffbelastungen. Vor-
     wiegend werden hier solche Bevölkerungsgruppen untersucht, die einer erhöh-
     ten Belastung durch Blei und Cadmium ausgesetzt sind.

- Weiterhin gehört dazu die Registrierung und Bewertung von schon bekannten Luftverunreinigungswirkungen. Da es sich um Auswirkungen der Luftverschmutzung handelt, werden hier vor allen Dingen Atemwegserkrankungen untersucht.
- Die Zusammenstellung vorhandener Registerdaten bildet eine weitere bedeutende Komponente einer solchen handlungsorientierten Epidemiologie. Vorwiegend werden Mortalitätsregister ausgewertet.

Alle diese Studien haben gemeinsam, daß es sich um Querschnittsstudien mit räumlichem Vergleich als Grundlage der Bewertung handelt.

2. Forschungsorientierte Epidemiologie an. Dies ist eine Form der Epidemiologie, die in erster Linie das Aufdecken von Kausalketten zum Ziel hat. Diesem Typ gehört der geringere Teil der gemeldeten Studien an.
Hier wird vor allem die Wirkung spezieller Schadstoffe auf den Organismus erforscht. Die Auswirkungen von Blei und anderen Schwermetallen stehen dabei im Vordergrund. Andere Forschergruppen untersuchen die Wirkungen auf einzelne Organe, wie die Lunge.

Im folgenden soll über Auswertestrategien vor allem für die handlungsorientierte Epidemiologie berichtet werden. Da diese relativ unmittelbar in politisches Handeln übersetzt werden soll, muß sie in ihrer Ergebnisdarstellung sowohl fachlich korrekt wie relativ einfach interpretierbar sein. Die vorgeschlagene Auswertestrategie wird an den folgenden zwei Beispielen erläutert:

1. Auswertung des Monitoring von Schadstoffbelastungen.
Als Beispiel dient die Analyse des Blutbleispiegels von 435 Kindern (Alter 9-11) aus Duisburg, die im Jahre 1983 untersucht wurden.

2. Auswertung von Wirkungen von Luftverunreinigungen.
Hier dient eine Fragebogenerhebung zum Pseudokrupp von 534 Kindern aus Duisburg und 513 Kindern aus Goch, die ebenfalls im Jahre 1983 durchgeführt wurde, als Beispiel.

Die Auswertung von Registerdaten wird hier nicht gesondert dargestellt. Im Prinzip ist sie denselben Verfahren zugänglich wie die beiden vorgenannten Studientypen. Über die besonderen Schwierigkeiten, die sich durch die Abhängigkeit von der Größe der räumlichen Einheit und durch die daher entstehenden ungleichen Varianzen ergeben, wird in nachfolgenden Beiträgen berichtet. Alle vorgestellten Daten stammen aus den Luftreinhalteplänen des Landes Nordrhein-Westfalen [2].

2. AUSWERTESTRATEGIEN FÜR DAS MONITORING VON SCHADSTOFFBELASTUNGEN

Die Kinder, die 1983 untersucht wurden, stammten aus einem der mit Blei höchstbelasteten Gebiete der Bundesrepublik. Die Stichprobe wurde aus dem Duisburger
Süden gewählt. Die Bleiemissionsrate, gemessen in µg/m²/d im Staubniederschlag
lag zum überwiegenden Teil erheblich über dem vorgeschlagenen Grenzwert von
250 µg/m²/d. Der niedrigste in dem Untersuchungsareal bestimmte 3-Jahres-Mittel-
wert (1981 -1983) lag bei 197 µg/m²/d der höchste bei 3702 µg/m²/d.

Zur Bewertung der Bleibelastung kann zunächst einmal die EG-Richtlinie aus dem
Jahre 1977 herangezogen werden [3].

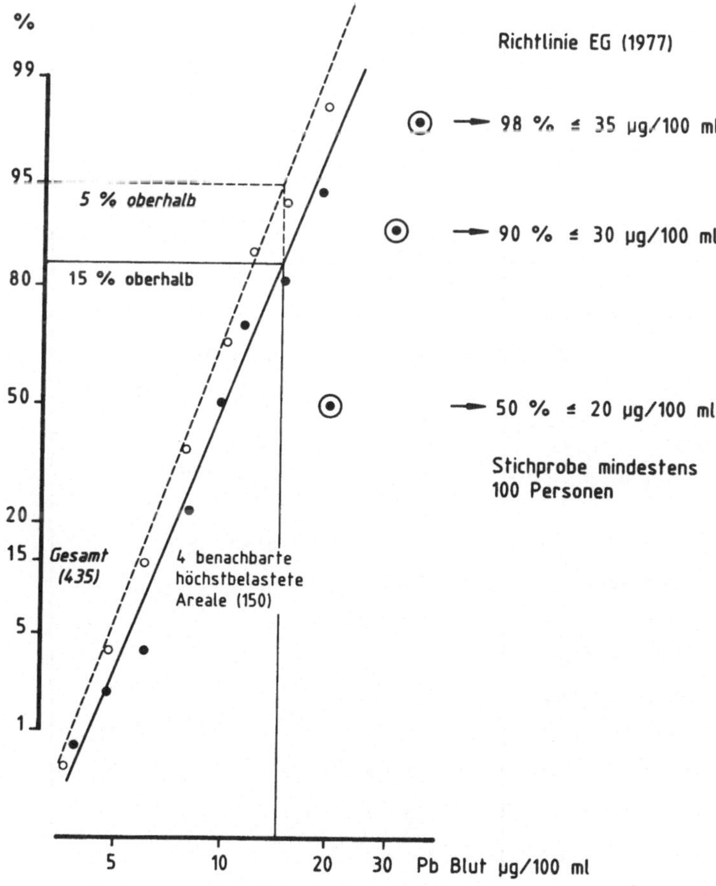

Abb. 1   Bewertung der Bleibelastung

In der Abbildung 1 sind die Werte der EG-Richtlinie zusammen mit den Werten aus
der Gesamtstichprobe (n = 435) und den Werten aus einer Teilstichprobe von vier
benachbarten höchstbelasteten Arealen eingetragen. Wie man sieht, sind die Werte
der Richtlinie in jedem Falle eingehalten. Der eingetragene Wert von 15µg/100 ml
Blut, der insbesondere von niederländischen Gruppen für eine Bewertung der Belastung von Kinderkollektiven als relevant betrachtet wird [5], zeigt deutlich
die Schwäche einer solchen Richtlinie, die keinerlei räumlichen Bezug kennt.
Während in der Gesamtstichprobe nur 5% aller Kinder oberhalb dieses Wertes sind,
liegen in der Teilstichprobe aus den vier benachbarten höchstbelasteten Arealen
15% der Kinder oberhalb dieses Wertes. Durch geeignete Wahl der räumlichen Be-
zugseinheit läßt sich eine Vielzahl möglicher Ergebnisse erzeugen.

Tabelle 1:   Analyse Blutblei, verwendete Variable

	Name	Skala
abhängige Variable	Blutblei	log [µg/100 ml]
unabhängige Variable		
Störgrößen (S1)	(Gemüse aus Garten)	1 : ja 2 : nein
S2	Sozialstatus	A B -0.5 1 : Ausbildung > mittl.Reife = hoch 0.5 2 : Ausbildung <= mittl. Reife = niedrig
S3	Geschlecht	1 : männlich 2 : weiblich
Einflußgröße E	Blei im Staubniederschlag am Wohnort	log [µg/m²/d]
Wechselwirk. E * S1 E * S2 E * S3		

Bei der nachfolgenden statistischen Analyse geht es um die Frage, inwieweit die Einflußgröße, das Blei im Staubniederschlag am Wohnort, das Blutblei beeinflußt. Es wurden nur solche Kinder in die Analyse einbezogen, die mindestens 5 Jahre im gleichen Wohnquadrat wohnten. In der Tabelle 1 sind die aufgenommenen Variablen zusammen mit ihrer Maßskala aufgeführt. Für den Sozialstatus sind zwei verschiedene Kodierungen angegeben, um den Einfluß der Kodierung auf das Ergebnis zu demonstrieren. Die Variable S1 "häufiger Gemüseverzehr aus dem Garten", wurde nur als Wechselwirkung aufgenommen, da angenommen wurde, daß nur Gemüse aus den besonders hoch belasteten Gebieten bei seinem Verzehr schadet, und ist daher nur in Klammern aufgeführt.

Im folgenden sollen verschiedene Auswertestrategien, die alle die multiple lineare Regression zur Grundlage haben, einander gegenübergestellt werden.

Eine häufig verwendete Strategie ist die Backward-Elimination. Eine modifizierte Form davon wird z.B. in [1] vorgeschlagen. Hierbei werden zunächst alle Variablen in das Regressionsmodell aufgenommen. Dann werden einzelne Variable, deren partieller F-Wert eine gewisse vorgegebene Schranke unterschreitet, sukzessive eliminiert. Dieses Verfahren wird solange wiederholt, bis keine Variable mehr in der Regressionsgleichung ist oder jede der in der Regressionsgleichung sich befindenden Variablen das Kriterium erfüllt. In der folgenden Tabelle ist das Ergebnis dieses Verfahrens dargestellt.

Tabelle 2:   Ergebnis der Auswertestrategie "Backward-Elimination"

A) Kodierung -0.5 +0.5 für den Sozialstatus

Schritt	Variable elim.	partielles R^2	partielles F
1	S3 : Geschlecht	0.000	0.0079
2	E*S1:(Blei i.Staubn.) * Gemüse aus Garten	0.001	0.2801

B) Kodierung 1   2   für den Sozialstatus

Schritt	Variable elim.	partielles R^2	partielles F
1	S3 : Geschlecht	0.000	0.0079
2	E : Blei im Staubn.	0.000	0.0343
3	E*S1:(Blei i.Staubn.) * Gemüse aus Garten	0.001	0.2927

Wie aus Tabelle 2 ersichtlich, ist das Ergebnis der Backward-Elimination abhängig von der Kodierung. So wird bei der Kodierung - 0,5 + 0,5 für den Sozialstatus,

die Variablen S3 (Geschlecht) und E x S1 (die Wechselwirkung von Blei im Staub-
niederschlag und dem Gemüseverzehr aus dem eigenen Garten) eliminiert. Bei der
Kodierung 1 und 2 für den Sozialstatus werden die Variablen Geschlecht, Blei im
Staubniederschlag, also die Einflußvariable, und ebenfalls die Wechselwirkung
E x S1 eliminiert.

Eine nächste, sehr häufig verwendete Strategie ist die Forward-Selection. Hier
wird zunächst nur diejenige Variable in die Regression aufgenommen, die mit der
abhängigen Variablen den höchsten Korrelationskoeffizienten aufweist. Dann werden
sukzessive solche Variablen zusätzlich aufgenommen, deren partieller Korrelationskoeffizient am höchsten ist und dessen partieller F-Wert gleichzeitig eine bestimmte Schranke überschreitet. Dieses Verfahren wird so lange wiederholt bis
entweder alle Variablen in die Regressionsgleichung aufgenommen sind oder keine
der noch übriggebliebenen Variablen das vorgegebene Kriterium erfüllt.
Die folgende Tabelle zeigt das Ergebnis dieses Verfahrens.

Tabelle 3:　　Ergebnis der Auswertestrategie "Forward selection"

Schritt	Name	partielle R^2	partielles F
1	E　 : Blei i.Staubn.	0.1938	79.34
2	S3　 : Geschlecht	0.0154	6.39
3	E*S2:(Bl.i.St.)*Soz.	0.0054	2.27
4	S2　 : Sozialstatus	0.0091	3.82

Das Ergebnis dieser Analyse sieht folgendermaßen aus: Es werden der Reihe nach die
Variablen E, S3, E*S2 und S2 aufgenommen. Bei der Backward-Elimination war das
Ergebnis ganz anders, abhängig von der Kodierung des Sozialstatus waren die Vari-
ablen E, E*S2, E*S3 und S2 oder E*S2, E*S3 und S2 in der Regression verblieben.

Gegen die bisher vorgestellten Strategien spricht:
- daß sie eher zur Modellsuche geeignet sind als zur Hypothesenprüfung, die das
  eigentliche Anliegen des Vergleichs regionaler Gesundheitsdaten mit Expositionsvariablen ist,
- daß das Ergebnis abhängig ist von der verwendeten Strategie,
- und daß das Ergebnis von der Kodierung abhängig ist.

Vom statistischen Gesichtspunkt würde man vorziehen, daß alle Terme ins Regressionsmodell grundsätzlich einbezogen werden. Dagegen spricht, daß die Wechselwir-

kungsterme schwierig zu interpretieren sind. Es wird daher folgendes gemischte Auswahlverfahren vorgeschlagen:

1. Alle Störgrößen S, die Einflußgröße E und alle Zweierwechselwirkungen der Einflußgröße E mit den Störgrößen S werden als wichtige Variable betrachtet.
2. Für die Wechselwirkungsterme E x S1 wird ein Auswahlverfahren angewendet. Es wird das Verfahren der Backward-Elimination dafür vorgeschlagen.
3. Die Analyse wird in den durch die Störvariablen mit bedeutsamen Wechselwirkungstermen gebildeten Subgruppen wiederholt. Als bedeutsam gilt ein solcher Wechselwirkungsterm, für den der Koeffizient dividiert durch die Streuung des Koeffizienten einen Wert von 2 übersteigt. Die Prüfung auf Signifikanz des Terms der Einflußgröße E wird nur in diesen letzten Modellen, die ausschließlich Haupteffekte enthalten, durchgeführt. Der Effekt von E wird erst nach Einbeziehung aller Störgrößen beurteilt. Dies ist im allgemeinen eine konservative Vorgehensweise.
4. Am Abschluß der Analyse steht eine graphische bzw. tabellarische Darstellung des Ergebnisses.

Die hier vorgeschlagene Strategie zeigt das folgende Ergebnis:

Tabelle 4: Ergebnis der Auswertestrategie Backward elimination nur für Wechselwirkungssysteme

Ergebnis nach Elimination nicht bedeutsamer Wechselwirkungsterme:

Variable	Kodierung -0.5 +0.5 für den Sozialstatus		Kodierung 1 2 für den Sozialstatus	
	Koeff.	s	Koeff.	s
S3 Geschl.	- 0.034	0.015	- 0.034	0.015
S2 Sozialst.	- 0.259	0.132	- 0.259	0.132
E Blei im Nieder.	0.146	0.022	0.002	0.081
E*S2	0.095	0.045	0.095	0.045

Ergebnis in Subgruppen:

Variable	Soz. hoch		Soz. niedrig	
	Koeff.	s	Koeff.	s
S3 Geschl.	- 0.047	0.032	- 0.028	0.016
E Blei im Nieder.	0.100	0.045	0.194	0.021
n	92		238	
$H_O : \beta_E = 0$	t = 2.21*		t = 9.28***	
	* p < .05		*** p < .001	

Wie Tabelle 4 zeigt, ist nur die Wechselwirkung Blei im Staubniederschlag mit Sozialstatus nach dem angegebenen Kriterium bedeutsam. Daher wird die Analyse in
den beiden Sozialstatus-Gruppen wiederholt. Es zeigt sich, daß für beide Gruppen
ein signifikanter Einfluß zwischen Staubniederschlag und Blei im Blut nachweisbar
ist. Dieser Einfluß ist allerdings in der Gruppe mit niedrigem Sozialstatus doppelt so hoch wie in der mit hohem Sozialstatus.

Graphisch dargestellt ergibt sich folgendes Ergebnis

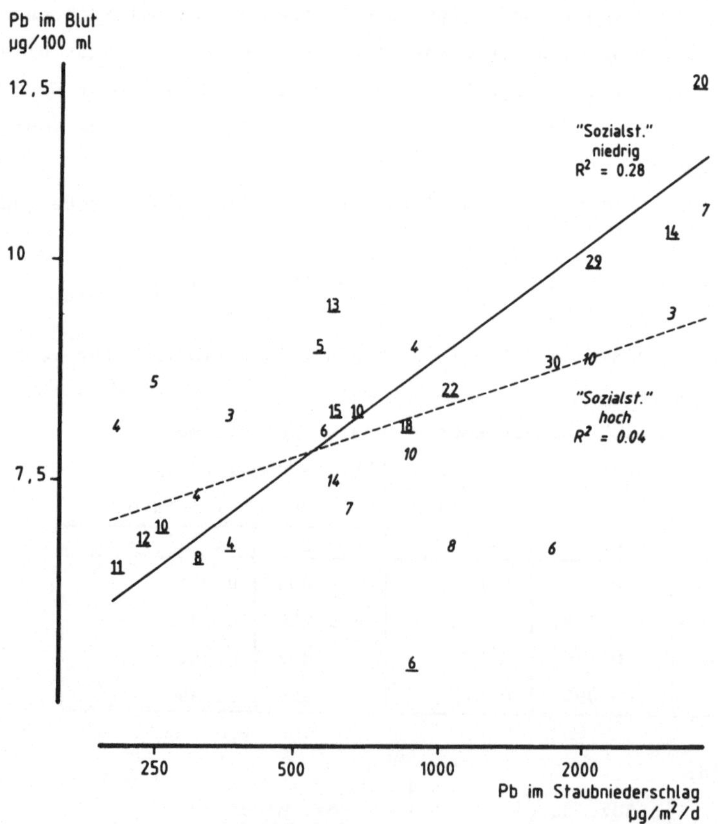

Abb. 2:   Zusammenhang zwischen Blei im Staubniederschlag und Blei im Blut, ge-
schichtet nach Sozialstatus. Es sind jeweils die Besetzungszahlen der einzelnen
Wohnquadrate an dem Platz des geometrischen Mittelwertes eingetragen. Die Anzahlen
für die Gruppe mit niedrigerem Sozialstatus sind unterstrichen. Die Regressions-
geraden wurden für die Einzelwerte berechnet.

Wie folgende Berechnung zeigt, lassen sich die beiden Ergebnisse für die zwei Kodierungen des Sozialstatus unschwer arithmetisch ineinander überführen.

$$S2_A = S2_B - 1.5$$
$$E*S2_A = E*(S2_B - 1.5) = E*S2_B - 1.5*E$$
$$0.146*E+0.095*E*S2_A = 0.146*E+0.095*E*S2_B - 1.5*0.09*E$$
$$= 0.002*E + 0.095*E*S2_B$$

Hieraus wird deutlich, warum die unterschiedliche Kodierung für die Wechselwirkung das Ausmaß des Haupteffektes E, Blei im Staubniederschlag, verändert, so daß je nach Kodierung unterschiedliche Ergebnisse bei der Backward-Elimination auftraten.

Auch hier zeigt sich, daß der Zusammenhang zwischen Blei im Staubniederschlag und Blei im Blut für die Gruppe mit niedrigerem Sozialstatus sehr viel deutlicher ausgeprägt ist. Natürlich beeinflußt der Sozialstatus nicht an sich die Bleiwerte im Blut, er steht hier für Variable, die nicht direkt gemessen wurden, wie z.B. berufliche Belastung der Eltern mit Blei.

3. AUSWERTESTRATEGIEN FÜR LUFTVERUNREINIGUNGSWIRKUNGEN

Hier wird beispielhaft die Auswertung einer Fragebogenerhebung zum Pseudokrupp vorgestellt. Wegen der schlechten Response-Rate (diese lag bei ungefähr 40%) sind die Ergebnisse hier vor allen Dingen als Hinweise zu verstehen und unter ihren methodischen Aspekten zu bewerten. Da es sich beim Pseudokrupp um eine binäre Variable handelt, dient nicht die multiple lineare Regression sondern die logistische Regression als Auswerteverfahren. Die verwendete Strategie ist aber ansonsten die gleiche, wie sie bei der Analyse des Blutbleispiegels angewandt wurde. Tabelle 5 gibt einen Überblick über die einbezogenen Stör- und Einflußvariablen.

Als Einflußvariable gilt hier der Ort. Die SO_2-Jahresmittelwerte sind ebenso wie die Schwebstaub- und NO_2-Jahresmittelwerte in Duisburg etwa 60 - 100% höher als in Goch, wie die Angaben am Fuß der Tabelle 5 zeigen. Im übrigen zeigt die Tabelle 5 die Verteilung der Störvariablen in den beiden Orten zusammen mit ihrer Kodierung. Wie man sieht, sind die Duisburger Kinder im Mittel benachteiligter als die Kinder aus Goch. Der hohe Sozialstatus kommt weniger häufig vor, mehr Kinder schlafen nicht allein im Schlafraum und das Passivrauchen ist insbesondere in der Gruppe mit niedrigerem Sozialstatus häufiger verbreitet.

Tabelle 5:   Analyse Pseudokrupp, verwendete Variable

E: Einflußvariable: Ort (Duisburg (n = 534), Goch (n = 513))
abhängige Variable: Pseudokrupp (1 = jemals, 2 = nie)

<u>Verteilung der Störvariable</u>

Name	% Duisb.	% Goch	Kodierung
S1: Jungen	52	44	1 = männlich, 2 = weiblich
S2: hoher Soz.	29	36	1 = hoch, 2 = niedrig
S3: gute Heiz.	87	89	1 = gut, 2 = schlecht
S4: allein im Schlafraum	51	64	1 = ja, 2 = nein
S5: Passivrauchen	58	54	1 = ja, 2 = nein
Soz. hoch +			
Passivrauchen	42	44	
S6: Soz. niedr. +			
Passivrauch.	66	57	
S7: Alter <= 9 J.	48	46	
SO_2 µg/m³	72	39	
Schwebstoff µg/m³	100	55	
NO_2 µg/m³	50	34	

Als Auswertemodell dient die lineare logistische Regression. Deren Parameter wurden mit Hilfe von Maximum Likelihood geschätzt. Wiederum wurden nur die Kinder in die Analyse einbezogen, die mindestens 5 Jahre am gleichen Wohnort wohnten. In Tabelle 6 ist das Ergebnis der Analyse dargestellt.

Hier wiederum ist von den Wechselwirkungen nur diejenige zwischen Sozialstatus und Ort bedeutsam. Die Analyse wurde daher in den beiden durch den Sozialstatus definierten Gruppen wiederholt. Dabei ergibt sich, daß die Einflußvariable Ort nur bei der Gruppe mit niedrigerem Sozialstatus einen signifikanten Einfluß in der erwarteten Richtung zeigt. Tabelle 7 zeigt das Ergebnis in Prozentdarstellung.

Tabelle 6:   Ergebnis der Auswertestrategie "Backward elimination nur für Wechselwirkungssysteme"

Ergebnis nach Elimination nicht bedeutsamer Wechselwirkungsterme

	Variable	Koeff.	s
S1	Geschlecht	0.23	0.16
S2	Sozialstatus	0.13	0.18
S3	Heizungsart	0.13	0.25
S4	Bedroomsharing	− 0.22	0.16
S5	Passivrauchen	0.10	0.16
S7	Alter	+ 0.21	0.11
E	Ort	0.10	0.18
S2*E		− 0.34	0.17

Ergebnis in Subgruppen

		Soz. hoch		Soz. niedrig	
		Koeff.	s	Koeff.	s
S1	Geschlecht	− 0.07	0.27	0.41	0.20
S3	Heizungsart	− 0.23	0.42	0.30	0.32
S4	Bedroomsharing	− 0.22	0.28	− 0.20	0.20
S5	Passivrauchen	− 0.23	0.28	0.08	0.21
S7	Alter	+ 0.42	0.21	− 0.11	0.14
E	Ort	− 0.23	0.28	0.44	0.23
$H_O : \beta_E = 0$		$chi^2 = 0.68$		$chi^2 = 3.79$	
		n = 252		n = 516	

Tabelle 7: Prozent der Kinder mit Pseudokrupp

	Duisburg	Goch
Sozialstatus	5.0	7.5
hoch	(119)	(133)
Sozialstatus	7.8	3.0
niedrig	(284)	(232)

In der Gruppe mit niedrigerem Sozialstatus geben die Eltern aus Duisburg 2 1/2mal
so häufig an, daß ihr Kind jemals Pseudokrupp hatte als die Eltern aus Goch. Auch
hier wiederum gilt dasselbe, wie schon beim Blutbleispiegel erwähnt, der Sozialstatus beeinflußt sicher nicht als solcher die Angaben zum Pseudokrupp, sondern
dient als Ersatz für nicht gemessene Variable wie z.B. Besorgtheit der Eltern.

Dieses Ergebnis erscheint in Übereinstimmung mit amerikanischen Studien, in denen gezeigt wurde, daß in einer sozial schwächeren Gruppe (schwarze Kinder) der Prozentsatz mit positivem Pseudokruppbefund in verschmutzteren Wohngegenden stärker erhöht war, als in einer sozial besser gestellten Gruppe (weiße Kinder) [4].

4. DANKSAGUNG

Die Organisation der Studien, aus denen die Beispiele stammen, lag bei Herrn Dr. Dolgner aus dem Medizinischen Institut für Umwelthygiene und seiner Abteilung, unterstützt wurden sie von der Landesanstalt für Immissionsschutz. Die chemische Analyse wurde von Herrn Dr. Brockhaus und seiner Abteilung, ebenfalls Medizinisches Institut für Umwelthygiene, durchgeführt. Allen Beteiligten sei herzlich für die Überlassung der Daten gedankt.

5. LITERATUR

1. Kleinbaum D.G., Kupper L.L., Morgenstern H.: Epidemiologic Research
   Lifetime Learning Publications 1982
2. Luftreinhalteplan Ruhrgebiet West - 1. Fortschreibung - 1984-1988
   Hrsg: Minister für Arbeit, Gesundheit und Soziales des Landes NW 1985
3. Richtlinie des Rates der Europäischen Gemeinschaften vom 29. März 1977
   Amtsblatt der Europäischen Gemeinschaften Nr L 105/10
4. Wichmann H.E., Krämer U., Schlipköter H.W.: Stenosierende Laryngitis ("Pseudokrupp") und Luftverunreinigungen Wissensstand und Wissenslücken
   Münchener medizinische Wochenschrift 127 (1985) 767-770
5. Zielhuis R.L.: Exposure limits to metals for the general population
   In : Proceedings of the International conference on heavy metals in the
   environment Amsterdam 1981. CEP Consultants Ltd 1981

Ursula Krämer
Medizinisches Institut für Umwelthygiene an der Universität Düsseldorf
Auf'm Hennekamp 50
4000 Düsseldorf 1

LEUKÄMIEMORBIDITÄT IN BAYERN 1976-1981.
ANALYSE DER REGIONALEN VERTEILUNG DER NEUERKRANKUNGEN
VOR DEM HINTERGRUND VON UMWELTBELASTUNGEN[*]

B. Grosche, G. Hinz, C. Tsavachidis
Institut für Strahlenhygiene des Bundesgesundheitsamtes,
Neuherberg b. München

Zusammenfassung

Nach einem Überblick über die Hintergründe der Arbeit
werden die Wege der Datengewinnung und die Qualität
der Daten beschrieben. Es zeigt sich, daß der Daten-
lage wegen sinnvolle Aussagen nur für Patienten unter
40 Jahren gemacht werden können. Mit Hilfe der statistischen Maßzahl der Standardisierten Morbiditätsrate
(SMR) wird die Morbidität betrachtet vor dem Hintergrund
ausgewählter möglicher Risikofaktoren. Koinzidenzen
zeigen sich auffällig zwischen der Inzidenz der 0-14jäh-
rigen Jungen und der Tierhaltung. Es folgen Anmerkungen
zur Möglichkeit, Patientenmobilität mit einzubeziehen
in eine Analyse regionaler Verteilung (was bei den
hier präsentierten Ergebnissen noch nicht der Fall
ist).

1. Einleitung

Veranlaßt durch Arbeiten aus den USA, wie sie etwa
Sternglass /1/ vorlegte, und besonders durch eine
nie erschienene Arbeit von Soyka (s. dazu /2/) ent-
wickelte sich in der Bundesrepublik Deutschland eine
heftige Diskussion um den möglichen Zusammenhang zwischen dem Betrieb kerntechnischer Anlagen und dem
vermehrten Auftreten von Leukämieerkrankungen, insbesondere kindlicher Leukämie. Eine erste direkte Re-
aktion auf die Arbeit Soykas war eine Untersuchung
des Niedersächsischen Sozialministeriums /3/.

----

*) Mit Unterstützung des Bayerischen Staatsministeriums
   für Landesentwicklung und Umweltfragen

Für Bayern führten Elsasser et al. eine Analyse der
Leukämiemortalität /4/ durch, bei der die ursprüng-
liche einfache Fragestellung "Betrieb einer kerntechnischen Anlage und Leukämievorkommen" erweitert wurde;
zusätzliche Faktoren fanden Eingang in die Untersuchung.
Eine Koinzidenz zwischen dem Auftreten eines oder
mehrerer der untersuchten Faktoren und einer veränderten Leukämiesterblichkeit wurde nicht gefunden.

Die Arbeit von Elsasser et al. ließ allerdings zwei
Fragen offen:
a) Inwieweit sind Mortalitätsziffern aussagefähig,
wenn nach der Morbidität gefragt wird? Oder anders
ausgedrückt: Ist die bisher vielfach vorgenommene
Gleichsetzung von Mortalität und Morbidität bei der
Leukämie noch gerechtfertigt bei den in den letzten
Jahren erzielten hohen Heilungsraten bei akuten Leukämien insbesondere für Kinder /5/, aber auch für
Erwachsene /6/ - oder führt solche Gleichsetzung nicht
vielmehr zu falschen Ergebnissen?
b) Sind Mortalitätsziffern, überhaupt Daten auf Land-
kreisebene für Untersuchungen dieser Art nicht viel
zu grob? Oder: Ist es nicht sinnvoller, die Daten
nach anderen Kriterien zu aggregieren, etwa mit der
Gemeinde als unterster regionaler Einheit?

Aufgrund eines fehlenden Tumorregisters in Bayern
- die drei universitätsangegliederten Register in
Würzburg, Erlangen und München befinden sich noch
im Aufbau - wurde der Versuch einer Totalerfassung
der Leukämieneuerkrankungen in Bayern für die Jahre
1976 - 1981 unternommen. Im Folgenden wird sehr kurz
eingegangen auf die Wege der Datengewinnung sowie
auf die Qualität der erhobenen Daten. Es folgt eine
Darstellung der Ergebnisse vor dem Hintergrund möglicher
Risikofaktoren. (Für diese drei Punkte sei auf die
beiden ausführlichen Berichte von Grosche et al. /7/
zu diesem Thema verwiesen.) Den Schluß bilden einige
Anmerkungen über zu machende Annahmen bei Arbeiten
dieser Art bzgl. der Patientenmobilität und der Mög-

lichkeit ihrer Berücksichtigung.

2. Datengewinnung und Qualität der Daten

Die Erhebung erfolgte über 301 Krankenhäuser, von denen bekannt war oder vermutet wurde, daß sie Leukämiepatienten aus Bayern betreuen. In diesen Krankenhäusern wurden insgesamt 352 Ärzte angeschrieben mit der Bitte, für jeden einzelnen ihrer Patienten, für den zwischen 1976 und 1981 die Erstdiagnose "Leukämie" gestellt wurde, einen Fragebogen auszufüllen.

Wie weiter oben erwähnt, geben Mortalitätsziffern nur bedingt Hinweise auf die Morbidität. Dennoch mußten sie zur Abschätzung der zu erwartenden Fallzahl herangezogen werden, da keine relevanten Angaben für Bayern vorliegen. Es wurden 4608 Erkrankungsfälle im Beobachtungszeitraum erwartet. Gemeldet wurden 2893, nach Abzug der Doppelmeldungen (ca. 5%) blieben noch 2668, das entspricht 57.9% des Erwartungswertes.

Um festzustellen, ob die erhobenen Daten in ihrer Qualität überhaupt Aussagen zulassen, sind einige Vergleiche zwischen den Mortalitäts- und den Morbiditätsdaten durchgeführt worden. Danach handelt es sich bei den nicht gemeldeten Fällen zum weitaus größten Teil um Patienten mit chronischer Leukämie, die zum Zeitpunkt der Erstdiagnose älter als 39 Jahre waren.

Sinnvolle Aussagen über die regionale Verteilung lassen sich also nur machen für Leukämien der bis 39jährigen - und damit hauptsächlich über die der akuten Leukämien, die in dieser Altersgruppe 82.2% des gesamten Patientengutes ausmachen. Bei den Patienten, die 40 Jahre und älter sind, sinkt der Anteil der akuten Leukämien auf 33.1%.

3. Statistische Maßzahl SMR

Statistische Maßzahl für die Überprüfung von Koinzidenzen zwischen dem Vorhandensein möglicher Risikofaktoren und einer veränderten Inzidenz ist die Standardisierte Morbiditätsrate (SMR), wobei gilt:

$$\text{SMR} = \frac{\text{beoachtete Fälle}}{\text{erwartete Fälle}} \; .$$

Die erwartete Fallzahl ergibt sich entsprechend folgender Vier-Felder-Tafel:

	E	E̅
Fälle	D_1	D_0
Personen	N_1	N_0

als $e = \dfrac{D_0 * N_1}{N_0}$

mit D_1:   Erkrankte in der exponierten Bevölkerung

  D_0:   Erkrankte in der nicht expon. Bevölkerung

  N_1:   Personen in der exponierten Bevölkerung

  N_0:   Personen in der nicht expon. Bevölkerung.

Als exponiert ("E") gelten Fälle und Personen dann, wenn in ihren Gemeinden ein zu untersuchender Umweltfaktor auftritt. Als nicht exponiert ("E̅") gelten die Fälle und Personen, in deren Gemeinde der zu untersuchende Umweltfaktor nicht auftritt. Als Nebenbedingung gilt, daß alle sonstigen als relevant erachteten Faktoren in E und E̅ annähernd gleich sein müssen.

Für die SMR werden 90%- und 95%-Vertrauensbereiche gebildet, um bei dem Vergleich der gefundenen Inzidenzen signifikante Abweichungen von 1 feststellen zu können, ohne dabei durch enge Grenzen evtl. Auffälligkeiten zu unterdrücken. Signifikante Abweichung von 1 heißt dabei: Die Anzahl der tatsächlich beobachteten Fälle in der exponierten Bevölkerung ist wesentlich höher (>1) oder wesentlich niedriger (<1) als aufgrund der in der nicht exponierten Bevölkerung beobachteten Inzidenz zu erwarten wäre.

4. Mögliche Risikofaktoren

Als zu berücksichtigende Umweltfaktoren wurden diejenigen herangezogen, die nach einer Literaturdurchsicht als Risikofaktoren angesehen werden könnten.

Insgesamt wurden 12 Gruppen von Risikofaktoren gefunden. Für die weitere Arbeit können nur die allgemein bekannten Faktoren in der untersuchten Region (Bayern) berücksichtigt werden. Personenspezifische Risikofaktoren, die in der persönlichen Anamnese eines Patienten begründet sind, können nicht berücksichtigt werden, da die Patienten nicht befragt wurden. Diese Faktoren sind für eine regionale Verteilung wohl auch nicht von Bedeutung. Mit aller Vorsicht darf man sie als über Bayern etwa gleichverteilt ansehen. Als Faktoren, die für eine regionale Verteilung von Bedeutung sind, bleiben:

- Strahlenexposition (und zwar nur natürliche, zivilisatorisch erhöhte natürliche und nicht-medizinische künstliche) /8,9/
- chemische Stoffe, insbesondere solche, die in Industrieregionen und in der Feldwirtschaft anfallen (z.B. /10,11,12/)
- Tierkontakte /13,14/
- elektromagnetische Felder, verursacht durch Überlandleitungen /15/.

Letzendlich konnten berücksichtigt werden:
- natürliche Strahlenexposition von außen und solche aus kerntechnischen Anlagen (Strahlenexposition aus Steinkohlekraftwerken konnte nicht berücksichtigt werden, da sich die Variable "Standort eines Steinkohlekraftwerkes" als nicht valid erwies – sie steht für "Kernstadt eines Verdichtungsraumes")
- Industrieansiedlung, und zwar unterschieden nach den Industriezweigen Leder; Druck und Papier; Holz; Kunstoff, Gummi und Asbest; Mineralölverarbeitung; Textil und Bekleidung
- Landwirtschaft, und zwar mit den Variablen "Ackerfläche pro Einwohner", "Rinder pro Einwohner",

"Hühner pro Einwohner", die untereinander positiv
korreliert sind (Spearman-Rangkorrelation, jedes
$p < .01$). Da diese Variablen stark linksschief ver-
teilt sind, wurden für jede dieser Variablen fünf
Klassen gebildet mithilfe geometrischer Maßzahlen
($\bar{x}_g$ und s_g), um eventuelle graduelle Unterschiede
ausweisen zu können. Die Klassen K wurden wie folgt
eingeteilt:

1) nicht vorhanden
2) $\quad 0 < K \leq \bar{x}_g$
3) $\quad \bar{x}_g < K \leq \bar{x}_g + s_g$
4) $\quad \bar{x}_g + s_g < K \leq \bar{x}_g + 2s_g$
5) $\quad \bar{x}_g + 2s_g < K$

Qualitativ lassen sich in dieser Arbeit zwei Gruppen
von Risikofaktoren unterscheiden, nämlich allgemeine
und berufsbezogene. Bevor auf diese Unterscheidung
eingegangen wird, bleibt vorher festzustellen, daß
Leukämie nach dem derzeitigen Wissensstand eine kom-
plizierte, weil dreifache Genese hat, bestehend aus
dem Zusammenwirken von Onkogen (Erbanlage), Noxe (umwelt, Arbeitsplatz) und Virus (Infektion). Die hier
behandelten möglichen Risikofaktoren, die als allgemein betrachtet werden können, sind a) Strahlung radio-
aktiver Stoffe, b) Rinderhaltung, c) Hühnerhaltung,
wobei ersterer sich wiederum von den letzten beiden
unterscheidet, da er als Noxe anzusehen ist, die
anderen beiden aber deshalb als Risikofaktoren gelten,
da die Tiere Transporteure von Viren sein könnten.

Berufsbezogene mögliche Risikofaktoren sind diejenigen, die sich auf Industrieansiedlung und auf
eine feldwirtschaftlich orientierte Landwirtschaft
(Kontakt mit Düngemitteln) beziehen. Die chemischen
Substanzen, die hier als Noxen eine Rolle spielen,
müßten, um eine Veränderung der Inzidenz zu verursa-
chen, also entweder in ihrer Wirkung so stark sein,
daß eine Erhöhung der Inzidenz bei der exponierten
Berufsgruppe noch als Erhöhung der Inzidenz in der
Gesamtbevölkerung durchschlägt (dafür gibt es keine

Hinweise) oder sie müßten über die Abluft der Betriebe
nach draußen dringen und somit allgemeine Risikofaktoren werden (was eher wahrscheinlich ist). Diese
zweite Überlegung führte auch zur Aufnahme der berufs-
bezogenen Risikofaktoren in diese Arbeit.

Für die hier behandelten Risikofaktoren läßt sich
somit folgende Tafel aufzeigen:

	Teil der Genese		
	Noxe	Virus	Onkogen
allgemein	Strahlen-exposition	Tierhaltung	-
berufs-bezogen	Industrie-ansiedlg.; Feldwirtsch.	-	-

Als weitere Variable wurde die Bevölkerungsdichte
berücksichtigt.

5. Der Einfluß möglicher Risikofaktoren

Die angewandte Methode sowie der komplexe Forschungs-
gegenstand erlauben nur, Koinzidenzen aufzuzeigen
zwischen dem Vorhandensein eines Risikofaktors R und
einer Veränderung der Inzidenz. Es kann aber nicht
gesagt werden, daß R ursächlich an dieser Veränderung
beteiligt ist oder gar sie alleinig verursacht. Ebensowenig kann aber auch andersherum bei Nichtvorliegen
einer Koinzidenz gesagt werden, daß R keinen Einfluß
habe. Die hier dargestellten Ergebnisse können also
nicht mehr sein als Hinweise auf Ansatzpunkt für weitere
Arbeiten.

Für die folgenden Ausführungen wurde das Patienten-
gut in vier Gruppen aufgeteilt: 0-14 und 15-39jährige,
jeweils unterschieden nach dem Geschlecht. Eine Zusammenfassung fand nicht statt aufgrund der unterschiedlichen Morbiditätsraten in den vier Klassen.

Vorweg sei als Ergebnis angemerkt, daß bei Trend-
analysen, die für geschichtete Variablen durchgeführt
wurden, bei keiner Variablen und keiner Bevölkerungsgruppe ein Trend hinsichtlich einer gleichzeitigen

Änderung von Umweltfaktor und Inzidenz gefunden wurde.

5.1. Natürliche Strahlenexposition im Freien

In Bayern erreicht die natürliche Strahlenexposition im Freien einen Maximalwert von 17µR/h /16/. Die Exposition X wurde zusammengefaßt in vier Bereiche:

1) $\quad\quad X \leq 5\ \mu R/h$
2) $5\ \mu R/h < X \leq 10\ \mu R/h$
3) $10\ \mu R/h < X \leq 15\ \mu R/h$
4) $15\ \mu R/h < X.$

Entsprechend diesen vier Bereichen der natürlichen Strahlenexposition im Freien wurden die Gemeinden in vier Gruppen eingeteilt. Kontrollbevölkerung war die der Gruppe 1. Eine signifikant von eins verschiedene SMR ergab sich in der

Gruppe 2   0-14 Jahre, männl. SMR = 0.75, p $<$.05

5.2. Industrieansiedlung

Zunächst wurde untersucht, ob die Zahl der (berücksichtigten) Industrien in einer Gemeinde mit einer Veränderung der SMR korreliert sei. Dies ist nicht der Fall. Für einzelne Industrien zeigte sich eine signifikant von 1 verschiedene SMR in Standortgemeinden der chemischen Industrie bei den 0-14jährigen Mädchen (SMR = 0.20; p $<$.10) und in Standortgemeinden der Textil- und Bekleidungsindustrie, ebenfalls bei den 0-14jährigen Mädchen (SMR = 1.60; p $<$.05).

5.3. Landwirtschaft

Wie oben angedeutet, wurden für die Variablen zur Landwirtschaft entsprechend ihrer Ausprägung (Größe) fünf Klassen gebildet. Die Kontrollbevölkerung rekrutierte sich jeweils aus den Gemeinden, in denen die untersuchte Variable den Wert 0 (nicht vorhanden) annahm.

Für die Variable "Ackerfläche pro Einwohner" (als Indikator für eine feldwirtschaftlich orientierte Landwirtschaft) zeigte sich in folgenden Bevölkerungsgruppen eine signifikant von eins verschiedene SMR:

```
Klasse 2  0-14 Jahre, männl.  SMR = 1.52; p < .05
          15-39 Jahre, männl.  SMR = 0.41; p < .05
          15-39 Jahre, weibl.  SMR = 1.62; p < .05
Klasse 3  0-14 Jahre, männl.  SMR = 1.40; p < .05
          15-39 Jahre, männl.  SMR = 0.56; p < .05
```

Bedingt durch's Matchen waren die Klassen 4 und 5
nicht besetzt.

Für eine Landwirtschaft mit Tierhaltung standen
die Variablen "Rinder pro Einwohner" und "Hühner pro
Einwohner". Für die Variable "Rinder pro Einwohner"
waren die Klassen 2 bis 4 besetzt. Es zeigte sich
folgendes Bild:

```
Klasse 2  0-14 Jahre, männl.  SMR = 3.31; p < .05
          0-14 Jahre, weibl.  SMR = 1.23; p < .10
          15-39 Jahre, männl.  SMR = 0.62; p < .05
Klasse 3  0-14 Jahre, männl.  SMR = 3.53; p < .05
Klasse 4  0-14 Jahre, männl.  SMR = 4.67; p < .10
```

Für die Variable "Hühner pro Einwohner" waren alle
Klassen besetzt. Die Ergebnisse:

```
Klasse 2  0-14 Jahre, männl.  SMR = 3.33; p < .05
          0-14 Jahre, weibl.  SMR = 0.83; p < .10
          15-39 Jahre, männl.  SMR = 1.23; p < .05
          15-39 Jahre, weibl.  SMR = 1.79; p < .05
Klasse 3  0-14 Jahre, männl.  SMR = 2.89; p < .05
          15-39 Jahre, männl.  SMR = 1.53; p < .05
Klasse 5  0-14 Jahre, männl.  SMR = 3.60; p < .05
          15-39 Jahre, weibl.  SMR = 2.94; p < .05.
```

Diese letzten beiden Ergebnisse sind von besonderem
Interesse, da beide Tierarten als mögliche Transporteure
von Leukämieviren gelten. Während die Autoren bzgl.
der Hühner auf Berichte von Dörken /13/ über eine
China-Reise verweisen können, deckt sich der Befund
bzgl. der Rinderpopulation mit denen, die Donham et al.

/14/ für Iowa gefunden haben. (Kaninchen können nach
Dörken ebenfalls als Transporteure angesehen werden,
doch liegen für Bayern keine Daten zu ihrer Population
vor.) Zwar sind die hier gezeigten Zahlen bzgl. Rinder-
und Hühnerhaltung aufgrund niedriger Zellenbestzung
bei der nicht exponierten Bevölkerung nicht sehr ge-
festigt, doch hier wie dort ist es die akute lympha-
tische Leukämie, die die Erhöhung der Inzidenz ausmacht.
Und hier wie dort tritt diese Erhöhung typischerweise
bei den 0-14jährigen Jungen auf. Weitere Arbeiten,
etwa seroepidemiologische wie die ebenfalls von Donham
et al. /17/ vorgelegte, oder solche unter Einbeziehung
des Vorkommens der Rinderleukämie, die epidemisch
auftritt, wären mögliche Ansatzpunkte.

5.4. Kerntechnische Anlagen

Bei kerntechnische Anlagen liegen für den von ihnen
emittierten möglichen Risikofaktor (Strahlung radioak-
tiver Stoffe) Daten in einer Qualität vor, wie es
für keinen anderen möglichen Risikofaktor der Fall
ist.

Entsprechend der Strahlenschutzkommission /18/
liegt kein Grund vor, bei der biologischen Wirkung
zwischen künstlich erzeugter und natürlicher Strahlung
zu unterscheiden. Entsprechend den Angaben aus den
Überwachungsberichten /19,20/ liegt die Exposition
aus kerntechnischen Anlagen am maximalen Aufpunkt
um zwei Größenordnungen unter der durch Strahlung
aus natürlichen Quellen verursachten Exposition.

Für die Einbeziehung der kerntechnischen Anlagen
in die Auswertung wurde das Vorgehen leicht abgewan-
delt - um jeden Reaktor wurden drei Kreise gezogen:
a) Standortgemeinde, b) 5km-Umkreis, c) 10km-Umkreis.
Als zum Umkreis gehörig gilt eine Gemeinde dann, wenn
sie zumindest zu einem Drittel vom Kreis bedeckt ist.
Diese Kreisbildung ist zulässig und führt zu keinem
systematischen Fahler, da bei keinem der sechs Reaktoren von einer vorherrschenden Windrichtung gesprochen

werden kann /21/. Die hier gefundenen Inzidenzen wurden
verglichen mit denen in anderen Gemeinden, die eine
vergleichbare Verteilung der übrigen möglichen Risikofaktoren aufweisen.

Bei zwei Reaktoren zeigte sich eine signifikant
von eins verschiedene SMR: In der Umgebung des For-
schungsreaktors Garching im Umkreis von 5km bei den
0-14jährigen Jungen (SMR = 5.34; p < .05), im 10km-Um-
kreis beim Forschungsreaktor Neuherberg in der gleichen Bevölkerungsgruppe (SMR = 1.68; p < .05). Auffällig ist, daß eine Erhöhung sich zeigte bei den
beiden Reaktoren, deren Standorte im Norden von München
liegen.

5.5. Bevölkerungsdichte

Die Bevölkerungsdichte wurde in zehn Klassen eingeteilt, die alle von der Gemeindezahl her gleich besetzt
waren. Eine signifikant von eins verschiedene SMR
zeigte sich nur in einer Klasse für die 0-14jährigen
Jungen (SMR = 0.65; p < .10).

6. Patientenmobilität

Bei der Erstellung von Karten zur regionalen Verteilung von Krankheiten allgemein, der Leukämie hier
im besonderen /7/, findet eine Tatsache keinen Eingang:
die Patientenmobilität. Es muß zwangsläufig eine Annahme
gemacht werden, die ohne Frage haltlos ist:
- Jeder Patient lebt sein ganzes Leben in der regionalen Einheit, in der er diagnostoziert wurde (rsp.
  starb).
Diese Annahme weist auf drei Faktoren hin, die es
idealiter zu berücksichtigen gelten würde:
1. Migration, 2. Pendlerverhalten, 3. Urlaubs- und
Freizeitverhalten.

Es stellt sich die Frage, ob die drei Faktoren
über zu machende Modellannahmen in die Analyse regionaler Verteilung Eingang finden können. Für das Urlaubs-
und Freizeitverhalten scheint diese Frage zu verneinen

zu sein, zumal hierzu keine umfassenden Daten vorliegen.

Die Migration allerdings kann, ebenso wie Pendlerbewegungen, u.E. berücksichtigt werden. Es wird hier ein Modell zunächst für die Migration aufgezeigt, daß dann mit einigen Änderungen auch auf Pendlerströme übertragen werden kann. Eine Anwendung dieses Modells fand bis jetzt noch nicht statt. Es kann also auch nichts gesagt werden über seine Auswirkungen auf die regionalen Vergleiche.

Eine theoretische Ableitung des Modells ist nicht möglich, da es keine umfassende Theorie zur Migration gibt. Mathematisch-beschreibende Modelle aus anderen Regionen sind nicht zu übernehmen aufgrund regionaler Eigenheiten. Am geeignetesten ist ein retrospektives Matrix-Modell, wie es Mälich /22/ vorschlägt. Die Übergangsmatrix hat folgendes Aussehen:

$$p_{mn} = \begin{bmatrix} p_{11} & \cdots & p_{1j} \\ & \cdot & \\ & \cdot & \\ & \cdot & \\ p_{i1} & \cdots & p_{ij} \end{bmatrix} \quad m = n.$$

m - und damit n - umfaßt die Zahl der untersuchten Gebietseinheiten zzgl. einer gewissen Anzahl, je nach Untergliederung, von globalen Einheiten außerhalb der Untersuchungsgebietes (etwa restliche Bundesrepublik, Ausland). Die einzelnen Wahrscheinlichkeiten p_{ij} geben an, mit welcher Wahrscheinlichkeit ein Einwohner von j im Jahre a aus i nach j migriert ist, und lassen sich errechnen als

$$p_{ij}^{a} = \frac{M_{ij}^{a}}{B_{j}^{a}}$$

mit M_{ij}^{a} = Zahl der Migranten von i nach j im Jahre a

B_{j}^{a} = Einwohner von j nach der Migration im Jahre a.

Hierbei sind allerdings zu berücksichtigen

a) das Alter des Einwohners und damit die Zahl der möglichen Migrationen;

b) die maximale Latenzzeit der Leukämie von 20 Jahren (nach den Daten von Hiroshima und Nagasaki).

Eine Beschreibung des Migrationsverhaltens nur eines Jahres reicht also nicht aus. Es müßten, z.B. bei einem Beginn des Untersuchungszeitraumes im Jahre 1976, die Daten ab 1956 erfaßt werden. Der Einfachheit halber sei ab jetzt für p_{ij}^a nur noch von p_i^a die Rede.

Die Wahrscheinlichkeit, daß der Einwohner z irgendwann aus i nach j gezogen ist, ist eine Funktion seines Alters A

$$p_z^i = f(A).$$

Für Leukämiepatienten werden - vor Diagnosestellung - gleiche Migrationswahrscheinlichkeiten angenommen wie für jeden anderen Einwohner. Unter der Maßgabe einer maximalen Latenzzeit von 20 Jahren sind für jeden Patienten, der älter als 20 Jahre ist, nur die Migrationswahrscheinlichkeiten der letzten 20 Jahre interessant. Folglich wird für jeden, er älter als 20 Jahre ist, das Alter A auf 20 festgesetzt. Es gilt dann

$$p_z^i = \sum_{a=1}^{A} \left(\prod_{a=1}^{A-1} q_i^a \right) p_i^a$$

mit $q_i^a = 1-p_i^a$,

da der Patient nur einmal zugezogen sein kann.

Die Wahrscheinlichkeit, daß der Patient z irgendwann aus den m-1 Gebietseinheiten nach einer einzigen Gebietseinheit j migriert ist, ergibt sich als Summe der einzelnen Wahrscheinlichkeiten p_z^i wie folgt:

$$p_z = \sum_{i=1}^{m-1} p_z^i$$

mit m = Zahl der Gebietseinheiten.

Die korrigierte Fallzahl N_j^* für jede Gebietseinheit j errechnet sich dann als

$$N_j^* = N_j - N_j \sum_{z=1}^{N_j} p_z$$

mit N_j = Zahl der Patienten, die bei Diagnosestellung in j wohnten.

Entsprechend müssen die Fallzahlen in den einzelnen i geändert werden:

$$N_i^* = N_i + N_j \sum_{z=1}^{N_j} p_z^i$$

mit N_i = Zahl der Patienten, die bei Diagnosestellung in i wohnten.

Für die Einbeziehung der Pendlerströme in eine Analyse der regionalen Verteilung bietet sich ein ähnliches Vorgehen an. Wenn man berücksichtigt, daß Pendler etwa 1/3 bzw. 2/3 ihrer Zeit - je nachdem, ob es sich um Tages- oder Wochenpendler handelt - am Standort ihres Arbeitsplatzes verbringen und i die regionale Einheit sei, in der der Arbeitsplatz liegt, so ergibt sich entsprechend - natürlich aus einer anderen Matrix heraus - :

$$N_j^* = N_j - f \, N_j \sum_{z=1}^{N_j} p_z$$

bzw.

$$N_i^* = N_i + f \, N_j \sum_{z=1}^{N_j} p_z^i$$

mit f = Faktor 1/3 rsp. 2/3, je nach Pendlerart.

Hier ist ebenfalls nicht berücksichtigt die unterschiedliche Umweltsituation zwischen Arbeitsplatz und Wohnort.

Daten zur Erstellung der notwendigen Matrizen lassen sich gewinnen aus den Berichten der Statistischen Landesämter.

8. Literaturverzeichnis

/ 1/ Sternglass,E.J.: Radioaktive "Niedrig"-Strahlung
     (Low-Level Radiation). Strahlenschäden bei Kindern
     und Ungeborenen; Berlin (West): Oberbaum 1977

/ 2/ Kater,H.:Erhöhte Leukämie- und Kresbgefahr durch
     Kernkraftwerke? Kinder besonders gefährdet;
     Nied Ä Bl 20:694 (1978)

/ 3/ Niedersächsisches Sozialministerium (Hg.): Bericht
     über die Leukämiesterblichkeit in Niedersachsen
     unter besonderer Berücksichtigung der Altersgruppe
     unter 15 Jahren. Entgegnung zur Behauptung über
     eine starke Zunahme von Leukämie-Sterbefällen
     in der Umgebung des Kernkraftwerkes Lingen;
     o.O. (Hannover) 1980

/ 4/ Elsasser,U.; Huber,O.; Hinz.G.: Untersuchung
     der Leukämiesterblichkeit in Bayern unter dem
     Aspekt der natürlichen und künstlichen Umwelt-
     radioktivität. Unter Mitarbeit von Besenbeck,R.;
     Broda,S.; Grosche,B.; Tsavachdis,C.; Berlin
     (West): Dietrich Reimer 1981 (STH-Berichte 10/1981)

/ 5/ Henderson,E.S.: Current Propects for Clinical
     Care of Acute Leukemia; in: Neth,R.; Gallo,R.C.;
     Greaves,M.F.; Moore,M.A.S.; Winkler,K. (ed.):
     Modern Trends in Human Leukemia V. New Results
     in Clinical and Biological Research Including
     Pediartic Oncology; Berlin (West): Springer 1983

/ 6/ Hoelzer,D.; Thiel,E.; Löffler,H.; Bodenstein,H.;
     Plaumann,L.; Büchner,Th.; Urbanitz,D.; Koch,P.;
     Heimpel,H.; Engelhardt,R.; Müller,U.; Wendt,F.C.;
     Sodomann,H.; Rühl,H.; Herrmann,F.; Kaboth,W.;
     Dietzfelbinger,H.; Pralle,H.; Lunschken,Ch.;
     Hellriegel,K.P.; Spors,S.; Nowrousian,M.;
     Fischer,J.; Fülle,H.H.; Mitrou,P.; Pfreundschuh,M.;
     Görg,Ch.; Emmerich,B.; Queisser,W.; Meyer,P.;
     Labedzki,U.; Essers,H.; König,H.; Mainzer,K.;
     Fritze,D.; Messerer,D.; Zwingers,Th.: Multizen-
     trische Therapiestudie Akute Lymphatische Leukä-
     mie (ALL) und Akute Undifferenzierte Leukämie
     (AUL) der Erwachsenen; VerhDtschKrebsGes 4:723
     (1983)

/ 7/ Grosche,B.; Hinz,G.; Kaul,A.; Tsavachidis,C.:
     Analyse der Leukämiemorbidität in Bayern in den
     Jahren 1976-1981. Teil I: Grundlagen, Methodik
     und Realisierung, Analyse medizinischer Patien-
     tendaten (ISH-Heft 73); Teil II: Risikofaktoren
     und regionale Verteilung (ISH-Heft 76); Neuher-
     berg: Institut für Strahlenhygiene des Bundes-
     gesundheitsamtes 1975 (im Druck)

/ 8/ Conard,R.A.: Acute myeologenous leukemia following
     fallout; JAMA 232:1356 (1975)

/ 9/ Gibson,R.; Graham,S.; Lilienfeld,A.; Schumann,L.;
     Dowd,J.E.; Levin,M.L.: Irradiation in the epidemi-
     ology of leukemia among adults; JNCI 48:301 (1972)

/10/ Jablon,S.: Environmental factors in cancer
     induction: appraisal of epidemiologic evidence.
     Leukemia, lymphoma and radiation;
     Exc Med 32:239 (1975)

/11/ Mallory,T.B.; Gall,E.A.; Brickley,W.J.: Chronic
     exposure to benzene (benzol). The pathologic
     results; J Ind Hyg 21:355 (1939)

/12/ Vigliani,E.C.: Leukemia. Occupational chemical
     factors; Exc Med 32:248 (1975)

/13/ Dörken,H.: persönliche Mitteilung am 09.02.81
     (Universitätsklinik Kamburg-Eppendorf)

/14/ Donham,K.J.; Berg,J.W.; Sawin,R.S.: Epidemiologic
     relationship of the bovine population and human
     leukemia in Iowa; Am J Ep 112:80 (1980)

/15/ Wertheimer,N.; Leeper,E.: Electrical wiring confi-
     gurations and childhood cancer; Am J Ep 109:273
     (1979)

/16/ Bundesminister des Innern (Hg.): Die Strahlen-
     exposition von außen in der Bundesrepublik Deutsch-
     land durch natürliche radioaktive Stoffe im
     Freien und in Wohnungen unter Berücksichtigung
     des Einflusses von Baustoffen; o.O. (Bonn) 1978

/17/ Donham,K.J.; VanDerMaaten,M.J.; Kruse,B.C.;
     Rubino,M.J.: Seroepidemiologic studies on the
     possible relationship of human and bovine leukemia.
     Brief communication; JNCI 59:851 (1977)

/18/ Strahlenschutzkommission, Stellungnahme der -:
     Vergleichbarkeit der natürlichen Strahlenexpo-
     sition mit der Strahlenexposition durch kerntech-
     nische Anlagen; Karlsruhe: Ges. f. Reaktorsicher-
     heit 1976

/19/ Bundesminister des Innern (Hg.): Berichte der
     Bundesregierung über "Umweltradioaktivität und
     Strahlenbelastung" für die Jahre 1974-1980

/20/ Bayerisches Landesamt für Umweltschutz: Strah-
     lenhygienischer Jahresbericht 1981. Überwachung
     kerntechnischer Anlagen in Bayern; München 1982

/21/ Brenk,H.D.: Ein anwendungsbezogenes Konzept zur
     Berechnung der Umweltbelastung durch Abluftemis-
     sion kerntechnischer Anlagen für Standorte in
     der Bundesrepublik Deutschland; Jülich: Kernfor-
     schungsanlage Jülich, Bericht Jül-1485

/22/ Mälich,W.: Gegenüberstellung stochastischer und
     deterministischer Wanderungsmodelle; in: Unter-
     suchungen zur kleinräumigen Bevölkerungsbewegung;
     Hannover: Hermann Schroedel, S.21 (Veröffentli-
     chungen der Akademie für Raumforschung und Lan-
     desplanung. Forschungs- und Sitzungsberichte
     Band 95)

Bernd Grosche

Institut für Strahlenhygiene des Bundesgesundheitsamtes

Ingolstädter Landstraße 1

8042 Neuherberg

ZUR ANALYSE REGIONALER MORTALITÄTSDATEN

B. Molik

Medizinisches Institut für Umwelthygiene an der Universität Düsseldorf

ZUSAMMENFASSUNG

Durch die gesetzliche Regelung, jeden Sterbefall mit einer Todesbescheinung zu
erfassen, hat man für alle Kreise der Bundesrepublik Deutschland eine vollständi-
ge Datenbasis der Mortalität. Aus Mangel an anderen gut zugänglichen Datenquellen
werden deshalb regionale Mortalitätsdaten bevorzugt untersucht, um räumliche Unterschiede in den Todesursachen darzustellen. Mit sogenannten "ökologischen Korrelationen" wird zusätzlich versucht, Zusammenhänge zu anderen regionalen Merkmalen
herzustellen. Bei solchen Untersuchungen hat man aus verschiedener Sicht Schwierigkeiten, brauchbare Aussagen zu erhalten. Wichtige Aspekte sind die Zunahme der
Variabilität mit der Verkleinerung der regionalen Einheit oder mit der Seltenheit
einer Erkrankung. So erreichen gesundheitspolitisch bedeutsame Fragen - ob z.B. in
der Umgebung eines Industriebetriebes eine bestimmte Erkrankung gehäuft vorkommt
- die Grenzen dessen, was mit den Methoden der Epidemiologie für einen zeitlich
begrenzten Beobachtungszeitraum zuverlässig beantwortet werden kann.

1. EINLEITUNG

Nachdem für eine Reihe von Ländern regional gegliederte Übersichten zur räumlichen Verteilung ausgewählter Todesursachen (insbesondere bösartiger Neubildungen) auf der Basis amtlicher Mortalitätsdaten erschienen sind, ist auch für die
Bundesrepublik Deutschland ein entsprechender Krebsatlas veröffentlicht worden,
der die regionalspezifische Mortalität auf der Kreisebene darstellt [1]. Man ist
dabei versucht, diese räumlichen Verteilungen mit anderen kartographischen Dar-
stellungen, z. B. der Ortsdosisleistung terrestrischer Strahlung [2] oder des
Nitratgehaltes im Trinkwasser [3], zu vergleichen.

Das durch die räumliche Feingliederung entstandene Muster in der Häufigkeit ausgewählter Todesursachen wirft jedoch die Frage auf, ob nicht ein relativ kleiner

räumlicher Auflösungsgrad Zufallsmuster - insbesondere für seltene Todesursachen
- erzeugt. Andererseits kann bei der vorausgegangenen Ausgabe des Krebsatlas,
die die Krebsmortalität auf der Ebene von Bundesländern präsentiert [4], die
Frage gestellt werden, ob diese grobe Gliederung nicht über tatsächliche Sub-
strukturen hinwegmittelt. Fragestellungen dieser Art werden auch im "Modellvorhaben zur Regionalanalyse von Gesundheits- und Umweltdaten im Saarland" [5]
untersucht.

Im folgenden soll diese Problematik anhand von Mortalitätsdaten in verschiedener
regionaler Aggregation illustriert werden. Die Bedeutung, einer solchen Fragestellung umfassender nachzugehen, ergibt sich auch aus den gesundheitspolitischen
Anfragen, die immer häufiger an die Gesundheitsämter oder andere Stellen gerichtet werden: welchen Einfluß die Luftverschmutzung auf die Lungenkrebssterblichkeit habe, warum gerade in einem bestimmten Gebiet eine hohe Blasenkrebssterb-
lichkeit gefunden werde und ob die Sterblichkeit an einer bestimmten Todesursache
in einem Kreis höher als in einem anderen sei.

2. DER BEOBACHTUNGSUMFANG IN ABHÄNGIGKEIT VON DER GRÖSSE DER REGIONALEINHEIT UND
   DER HÄUFIGKEIT DER TODESURSACHE

Um nachzuweisen, ob in einer bestimmten Region die Sterblichkeit an einer ausgewählten Todesursache erhöht ist, läßt sich der notwendige Beobachtungsumfang
durch die Spezifikation folgender Kriterien angeben:

- welche Abweichung (z.B. vom Landesdurchschnitt) soll als bedeutsam erachtet
  werden und
- welche statistische Sicherheit (Fehler 1. (α) und 2. Art (β)) ist gewünscht.

Dann kann für eine gegebene Population und eine Vergleichspopulation mit bekannter Mortalitätsrate P die Anzahl Personenjahre n geschätzt werden, um eine Erhöhung der Sterblichkeit im Untersuchungsgebiet statistisch zu sichern [5]:

$$n \geq (u_\alpha/2 + u_\beta)^2 \, P \, (1-P)/(P(SMR-1))^2.$$

Während z.B. für den Nachweis einer Verdopplung der Mortalität bei dem relativ
häufigen Lungenkrebs der Männer weniger als 10.000 Personenjahre benötigt werden
(so daß sogar auf der Ebene unterhalb eines Kreises, z.B. für eine Gemeinde, sol-

che Aussagen anhand der jährlichen Mortalitätsziffern geprüft werden können), muß
man - um eine entsprechend hohe Rate bei den Frauen für den um eine Größenordnung
seltener auftretenden Lungenkrebs (im Vergleich zu den Männern) zu sichern - mehr
als 50.000 Personenjahre zugrundelegen. Für die regionale Ebene Gemeinde kann das
bedeuten, daß die Mortalitätsziffern von etwa fünf Jahren zusammengefaßt werden
müssen. Seltenere Todesursachen benötigen einen noch größeren Beobachtungsumfang:
entweder muß eine größere Regionaleinheit gewählt werden oder noch mehr Jahre
zusammengefaßt werden. Der letztere Weg ist insbesondere dann kritisch, wenn Daten von mehreren aufeinanderfolgenden Jahren aggregiert werden, die aber einen
zeitlichen Trend zeigen.

3. DIE VARIABILITÄT DER MORTALITÄTSZIFFERN IN ABHÄNGIGKEIT VON DER HÄUFIGKEIT DER TODESURSACHE

Betrachtet man eine Regionaleinheit gegebener Größe in Hinblick auf die Sterblichkeit an verschiedenen Todesursachen, stellt man erwartungsgemäß um so stärkere
jährliche Schwankungen fest, je seltener eine Todesursache auftritt. Tabelle 1
illustriert, wie stark die jährliche Mortalität der Frauen an Brustkrebs und an
dem um mehr als eine Größenordnung selteneren Kehlkopfkrebs schwankt.

Tabelle I: Jährliche Schwankungen der Sterblichkeit an verschieden häufigen
            Todesursachen (Kehlkopfkrebs und Lungenkrebs der weiblichen Bevöl-
            kerung von Düsseldorf, angegeben als altersstandardisierte Sterbe-
            rate pro 100 000 lebende Frauen und in Prozent vom Durchschnittswert)

| | Kehlkopfkrebs, Frauen | | Brustkrebs, Frauen | |
Jahr:	Rate:	in Proz.	Rate:	in Proz.
1975	0.27	82	35.0	90
1976	0.82	248	37.6	95
1977	0.00	0	34.6	88
1978	0.00	0	39.6	101
1979	0.49	148	50.3	128
1975-1979	0.33	100%	39.4	100%
	Schwankung:	0% - 248%	Schwankung:	88% - 128%

In Abbildung 1 sind für 18 ausgewählte Tumorarten die empirischen Standardabweichungen der altersstandardisierten Sterberaten des Zeitraumes 1975-1979
von 54 Kreisen bzw. kreisfreien Städten in Nordrhein-Westfalen in Bezug zur
Häufigkeit des Tumors dargestellt. Die Standardabweichungen nehmen proportional
zur mittleren Sterberate zu, wie die eingezeichnete Gerade angibt. Dabei zeigt
die Lungenkrebssterblichkeit der männlichen Bevölkerung mit etwa 80 Verstorbenen pro 100.000 lebende Männer größere regionale Unterschiede, als eine
Extrapolation des Trends aus der Darstellung der anderen Tumorarten vermuten
ließe. Das bedeutet, daß hier Unterschiede zwischen den Kreisen bestehen,
die über Zufallsschwankungen hinausgehen und die einen Einfluß von "Orts-
faktoren" vermuten lassen, welche z. B. in Stadt-Land-Unterschieden im
Rauchverhalten oder in Unterschieden in der Luftverunreinigung bestehen könnten.

Mittlere Sterberaten und Standardabweichungen

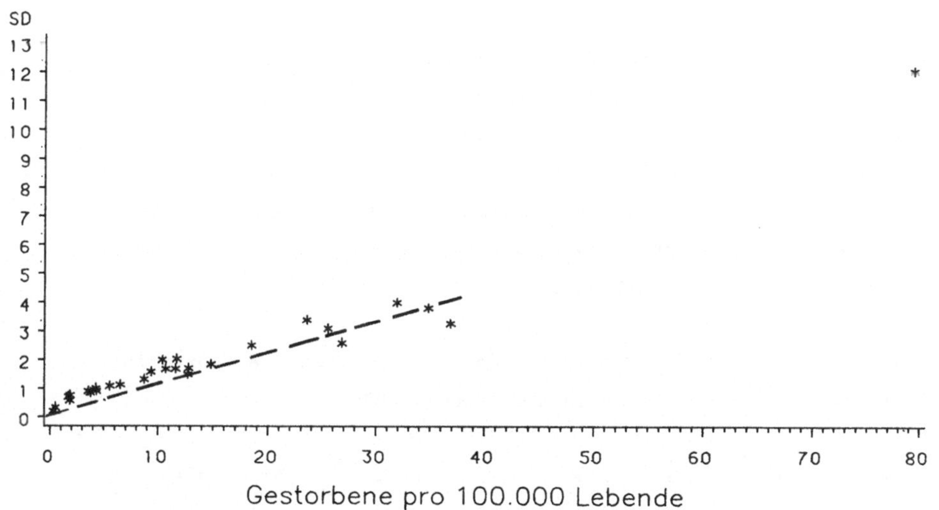

Abb. 1: Mittlere Sterberaten und Standardabweichungen von 54 Kreisen
         bzw. kreisfreien Städten aus Nordrhein-Westfalen (1975-1979)
         für ausgewählte Tumorarten (Lungenkrebs, Männer: rechts oben)

Weiterhin zeigen seltenere Tumorformen relativ größere regionale Unterschiede
als häufigere Tumoren. Selbst nach der Zusammenfassung mehrerer Jahre bestehen
noch beachtliche Abweichungen vom Landesdurchschnitt (Tabelle 2).

Tabelle 2:   Regionale Unterschiede in ausgewählten Tumorarten für 54 Kreise und
kreisfreie Städte in Nordrhein-Westfalen (1975-1979 zusammengefaßt)

		alt.std. Mort.rate (Fälle/100.000)		
Tumorart		min	max	(max/min)
Kehlkopfkrebs	(Frauen)	0	0.92	
Kehlkopfkrebs	(Männer)	1.90	5.60	(2.95)
Speiseröhrenkrebs	(Männer)	3.00	8.23	(2.74)
Lungenkrebs	(Frauen)	6.15	14.67	(2.39)
Bauchspeicheldr.	(Frauen)	6.29	13.54	(2.15)
Enddarmkrebs	(Männer)	9.46	17.17	(1.82)
Enddarmkrebs	(Frauen)	9.05	16.00	(1.78)
Magenkrebs	(Frauen)	18.82	32.65	(1.73)
Brustkrebs	(Frauen)	31.37	43.79	(1.39)

4. DIE VARIABILITÄT DER MORTALITÄTSZIFFERN IN ABHÄNGIGKEIT VON DER GRÖSSE DER REGION

Für Regionaleinheiten unterschiedlicher Größe kann man eine deutliche Proportio-
nalität zwischen der mittleren Sterbefallzahl und den empirischen Varianzen feststellen, die auf eine Poissonverteilung schließen lassen, bei welcher Erwartungswert und Varianz gleich groß sind (Tabelle 3):

Tabelle 3:   Mittlere tägliche Sterbefallzahlen und empirische Varianzen für
verschieden große Kreise in NRW (Januar 1985)

mittlere Fallzahl	3.5	4.9	5.4	12.3	15.2	24.5	33.4
empirische Varianz	1.8	4.8	3.2	11.4	13.8	18.5	43.4

Stellt man für diese Beziehung zwischen Varianz und Erwartungswert eine lineare
Regressionsgleichung auf, die durch den Ursprung verläuft, dann liegt der Anstieg nahe bei 1.

Abbildung 2 vergleicht die relativen Abweichungen in der täglichen Sterbefallzahl für zwei verschieden große Regionaleinheiten.

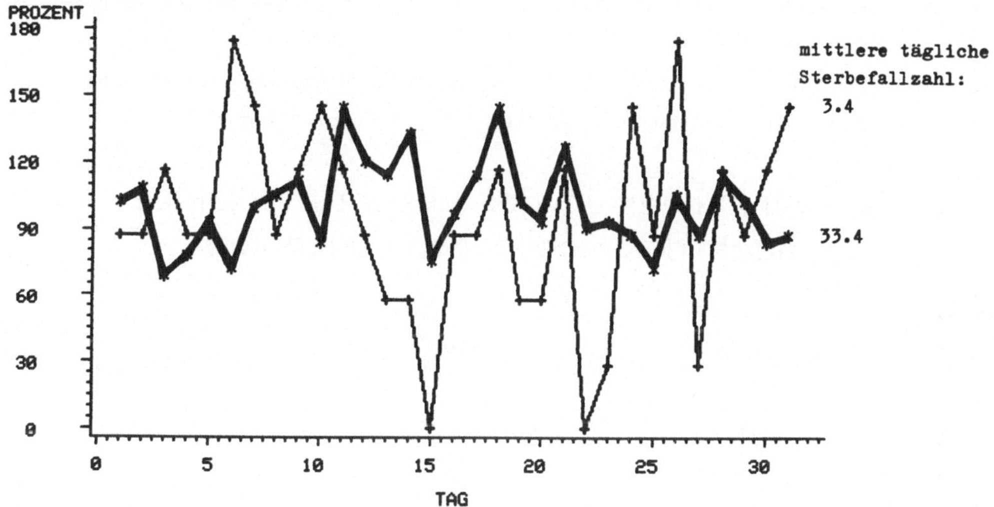

Abb. 2:   Prozentuale Abweichungen der Sterbefälle vom Mittelwert im Januar 1985
in zwei ausgewählten Kreisen

Tabelle 4:   Jährliche Schwankung der Gesamtsterblichkeit in Abhängigkeit von
der Größe der Regionaleinheit

	Gemeinde	Stadt	Kreis/ größere Stadt	Bundesland /Großstadt
Einwohner	3 783	10 209	115 007	976 534
(1978)	Dahlem	Welver	Bottrop	Köln

Gestorbene/1000 Einw.(Fallzahl):

Jahr	Gemeinde	Stadt	Kreis/ größere Stadt	Bundesland /Großstadt
1978	10.0 (n=38)	14.5 (148)	11.4 (1316)	11.2 (10961)
1979	9.6 (36)	13.1 (135)	11.2 (1287)	11.4 (11128)
1980	10.1 (38)	14.8 (153)	11.4 (1309)	11.1 (10839)
1981	8.6 (32)	13.0 (135)	12.0 (1367)	11.1 (10783)
1982	9.3 (35)	13.8 (142)	11.6 (1315)	11.0 (10602)
1983	11.9 (45)	14.6 (151)	11.6 (1313)	11.5 (10848)

Prozent.	87% –	93% –	97% –	98% –
Schwank.	120%	106%	104%	102%

Vergleicht man die jährlichen Schwankungen in Abhängigkeit von der Größe der
Regionen, dann zeigt sich auch hier, daß größere Regionen deutlich geringere
Schwankungen in den Mortalitätsraten aufweisen als kleinere Einheiten (Tab. 4).

In Abbildung 3 sind die prozentualen Abweichungen in der Gesamtmortalität über
einen Zeitraum von 6 Jahren für Regionen verschiedener Größe dargestellt.

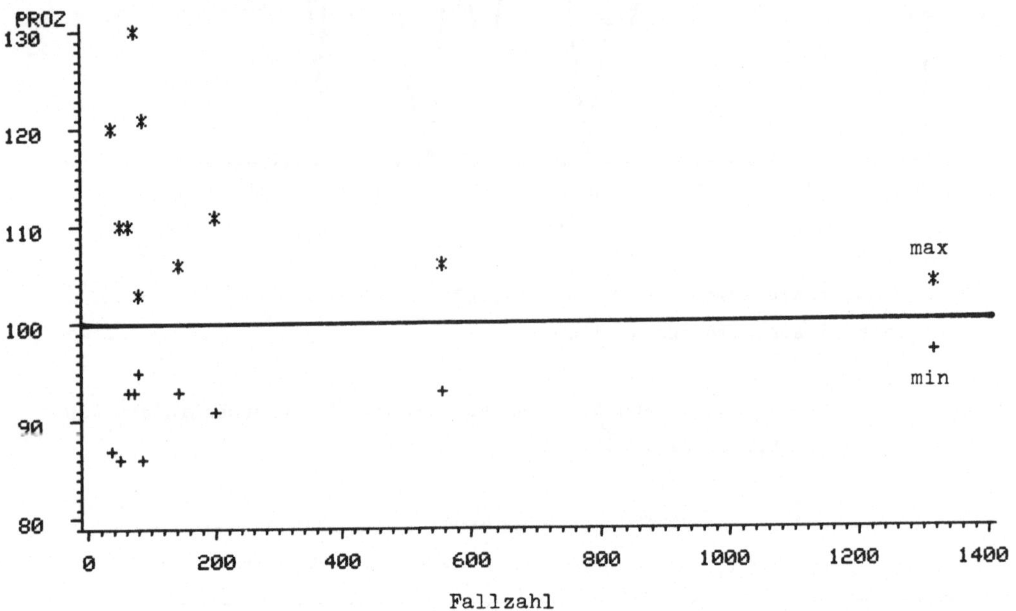

Abb. 3: Schwankungen in der Gesamtmortalität nach der Höhe der Fallzahlen

Tabelle 5 zeigt, daß selbst ein so häufiger Tumor wie Lungenkrebs in einer
Regionaleinheit wie Kreis/kreisfreie Stadt - wenn man nur ein Berichtsjahr betrachtet - nicht immer zu einem sinnvollen Regionalvergleich herangezogen werden
kann: Während im Jahr 1975 der Kreis Remscheid in der Lungenkrebssterblichkeit
deutlich höher liegt, zeigt dagegen 1979 Gelsenkirchen eine größere Mortalität.
Betrachtet man den Gesamtzeitraum, sind die Mortalitätsraten beider Regionen
nicht signifikant verschieden.

Der Mangel an rechnerunterstützter Erfassung und Arbeitskräften sollte deshalb
nicht dazu führen, daß nur ein Berichtsjahr für eine kleinere Regionaleinheit
ausgewertet wird. Andererseits können selbst fünf Beobachtungsjahre nicht aus-

reichen, bei kleineren Gemeinden oder für seltener Todesursachen den notwendigen Beobachtungsumfang zu erzielen. Tabelle 6 gibt hierfür ein Beispiel.

Tabelle 5: Jährliche Schwankungen in der Lungenkrebsmortalität (Männer, altersstandardisierte Raten pro 100 000 lebende Männer)

Jahr:	1975	1976	1977	1978	1979	1975-1979
Gelsenkirchen	73.3	93.9	76.9	100.4	102.7	89.2
Krs.Remscheid	121.7	90.3	74.8	113.7	87.5	97.1

Tabelle 6: Übersicht über die Mortalitätsziffern für Lungenkrebs bei Männern (ICD = 162) der Gemeinden des Kreises Groß-Gerau (Jahre 1975 - 1979 zusammengefaßt), altersstandardisiert auf den Altersaufbau der männlichen Wohnbevölkerung der Bundesrepublik Deutschland 1976 [6]

Gemeinde	Einwohner	Fälle	SMR(%)	untere Grenze	alt.std. Rate	obere Grenze
1	14504	6	62	17	44	93
2	30165	12	67	26	48	79
3	23963	20	149	68	105	154
4	19519	8	54	16	38	77
5	38492	11	46	17	33	56
6	49984	41	122	62	86	116
7	35452	14	85	37	60	91
8	23073	16	120	51	85	131
9	29544	11	65	25	46	78
10	42505	24	87	40	62	90
11	165643	78	93	54	66	79
12	11092	7	120	40	85	159
13	25061	12	82	32	58	96
14	71818	33	80	41	57	77

Zusätzlich zur mehr statistischen Problematik der geringen Fallzahlen kommen noch allgemeine Probleme zur Qualität und Aussagefähigkeit von Mortalitätsdaten [7]. Da die amtliche Todesursachenstatistik nur das sogenannte Grundleiden registriert, bleiben Erkrankungen, die nicht unmittelbar zum Tode führen, untererfaßt. Dazu gehören z.B. die Atemwegserkrankungen [8]. Die folgende Tabelle gibt einen Überblick über den Anteil von Fallzahlen ausgewählter Erkrankungen, den man nur aus einer Zugrundelegung der originalen Todesbescheinigungen und nicht aus der amtlichen Statistik erfahren kann. Während bösartige Neubildungen im allgemeinen und der Lungenkrebs im besonderen zu etwa 90% auch als Grundleiden eingetragen sind, ist über die Hälfte der Atemwegserkrankungen in den Rubriken der Todesbescheinigung eingetragen, die in die monokausale amtliche Statistik nicht aufgenommen werden. Deshalb erscheint aus epidemiologischer Sicht eine multikausale Todesursachenstatistik wünschenswert.

Tabelle 7: Übersicht über die Sterbefälle in den Gemeinden des Kreises Recklinghausen nach der Eintragung des Grundleidens (G) auf den Todesbescheinigungen und nach Angaben (A), die nicht in die Rubrik 1c = "Grundleiden" eingetragen sind (1982) [9]

Gemeinde	insgesamt verstorben	davon an					
		bösart. Neubild.		Lungenkrebs		Atemwegserkrankungen	
		G	A	G	A	G	A
1	283	65	2	15	0	11	17
2	593	124	7	22	2	35	62
3	924	221	18	33	1	39	103
4	338	61	3	10	0	11	29
5	387	98	10	17	1	26	28
6	1446	333	23	58	2	71	186
7	227	51	7	5	0	7	18
8	765	167	19	35	3	58	90
9	611	142	13	26	1	35	66
10	870	189	13	30	1	83	72

5. "ÖKOLOGISCHE" KORRELATIONEN MIT REGIONALEN MORTALITÄTSDATEN

Regionaldaten - meist aus der amtlichen Statistik - sind im Gegensatz zu arbeits-, kosten- und zeitaufwendigen epidemiologischen Studien relativ schnell und flächendeckend verfügbar und stellen deshalb eine beliebte Quelle für Hypothesen über Zusammenhänge zwischen sozioökonomischen Merkmalen und regionalen Mortalitätsziffern dar. Neben dem allgemeinen Bedenken gegenüber unzulässigen Kausalschlüssen aus rein korrelativen Zusammenhängen bestehen hierbei zusätzliche Probleme, welche die Aussagemöglichkeiten einschränken. Dazu gehört die Vielzahl von Variablen (z.B. allein über 50 verschiedene Tumorarten), die zu einer "Testinflation" und damit zu zufällig signifikanten Ergebnissen führen können. Auf der Seite der regionalspezifischen Mortalitätsziffern ist die Varianzinhomogenität infolge der unterschiedlichen Fallzahlen in den verschieden großen Regionaleinheiten bislang kaum ausreichend berücksichtigt worden. Bezüglich der urbanen Merkmale, die man mit den Mortalitätsziffern in Beziehung setzt, gibt es insbesondere das Problem einer hohen Kollinearität. Untersucht man faktorenanalytisch urbane Merkmale auf Redundanz, wird deutlich, daß es kein urbanes Merkmal gibt, welches unabhängig von anderen sozioökonomischen Daten für eine Erklärung von möglichen Effekten herangezogen werden kann [10].

Tabelle 8:   Faktorenanalytische Untersuchung urbaner Merkmale von 54 Kreisen/
               kreisfreien Städten in Nordrhein-Westfalen auf Redundanz

Merkmal	Kommunalität	Ladung (varimax)	
		Faktor 1	Faktor 2
Einwohnerdichte	0.95	0.93	0.30
%landwirtsch.genutzte Fläche	0.57	-0.71	-0.25
%bebaute Fläche	0.86	0.88	0.29
Ärzte pro Einwohner	0.50	0.58	-0.40
Industriebetriebe pro Einw.	0.81	0.29	0.85
mittlere Betriebsgröße	0.71	-0.20	-0.82
Bevölkerungsfluktuation	0.43	-0.63	-0.18
Industriearbeiter pro Einw.	0.20	0.37	0.26
Eigenwert:		3.79	1.25
%erklärte Varianz:		75.2	24.8
Determinante der Korrelationsmatrix:	0.0008		

Als ein weiteres Problem kommt hinzu, daß gewisse sozioökonomische Merkmale auf höheren Aggregationsstufen eine sehr geringe Variation aufweisen: während z.B. auf den Stadtteil bezogen der Anteil von Ausländern oder das mittlere Einkommen eine beträchtliche Differenzierung zeigen kann, werden diese Unterschiede auf der Kreisebene geringer. Andere Merkmale - wie der Nitratgehalt im Trinkwasser - können durch ungünstige Verteilungseigenschaften nicht für das Erkennen ökologischer Korrelationen geeignet sein: wenn von den betrachteten Regionaleinheiten die Mehrzahl unauffällige Werte zeigen und nur sehr wenige hohe Werte haben, ist

117

diese assymmetrische Verteilungsform für das Auffinden korrelativer Zusammenhänge
im Gegensatz zu einem Wertekontinuum nicht gut geeignet. Abbildung 4 zeigt am
Beispiel der Magenkrebssterblichkeit, welche möglichen Einflüsse anhand von
Regionaldaten diskutierbar sind. Für die Erhöhung der Magenkrebssterblichkeit
werden der Nitratgehalt des Trinkwassers und die Beschäftigung im Bergbau betrachtet. Stellt man die Sterberaten getrennt nach Regionen mit bzw. ohne Bergbau dar, erkennt man die auffällig hohen Werte für zwei Kreise mit hohen Nitrat-
werten des Trinkwassers. Weiterhin zeigen sämtliche Kreise, deren Magenkrebssterblichkeit über dem höchsten Wert aller Kreise ohne Bergbau und ohne nennens-
werte Verunreinigung des Trinkwassers mit Nitrat liegen, einen hohen Anteil von
Bergarbeitern unter den Beschäftigten. Auf diese Weise kann die Analyse von
regionalen Mortalitätsdaten durchaus zur Aufstellung wichtiger Hypothesen über
Todesursachen genutzt werden. Jedoch schwächt der Mangel an Daten zu weitaus
wichtigeren Risikofaktoren (wie z.B. Ernährungsweise und Rauchen) den Wert ökologischer Korrelationen beträchtlich. Hinzu kommt eine gewisse Latenzzeit, die
besonders bei bösartigen Neubildungen zu berücksichtigen ist. So wird die Zuordnung des Todesfalles zu den Merkmalen einer Region fraglich, wenn die vorausgegangenen Aufenthaltsorte nicht bekannt sind. Auf diese Weise wird deutlich, wie
wichtig das Erheben von Individualdaten zu der Exposition gegenüber vermuteten
Risikofaktoren im Rahmen anderer epidemiologischer Studienformen ist. Die amtliche
Mortalitätsstatistik führt nur eine sehr begrenzte Variablenmenge, die nicht
einmal die volle Information der Originalunterlagen ausschöpft. Ein Bezug zu den
Todesursachen im medizinischen Sinne ist damit nicht herstellbar.

Abb. 4:
Magenkrebssterb-
lichkeit in Nord-
rhein-Westfalen
(1975-1979) nach
Kreisen/kreis-
freien Städten
und Beschäftigten
im Bergbau für
die männliche
Bevölkerung

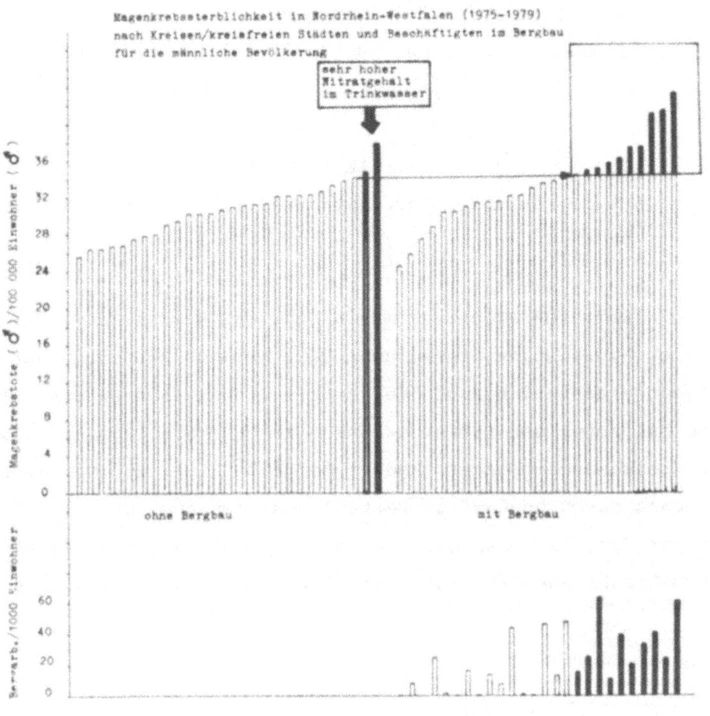

6. LITERATUR

1. Becker, N., Frentzel-Beyme, R., Wagner, G.: Krebsatlas der Bundesrepublik
   Deutschland. Berlin, Heidelberg, New York, Tokyo Springer 1984

2. Der Bundesminister des Innern (Hrsg.): Die Strahlenexposition von außen in
   der Bundesrepublik Deutschland durch natürliche radioaktive Stoffe im Freien
   und in Wohnungen. Forschungsbericht 1978

3. Aurand, K., Hässelbach, U. und Müller,G. (Hrsg.): Atlas zur Trinkwasser-
   qualität der Bundesrepublik Deutschland. Berlin Erich Schmidt Verlag 1980

4. Frentzel-Beyme, R., Leutner, R., Wagner, G., Wiebelt, H.: Krebsatlas der
   Bundesrepublik Deutschland. Berlin, Heidelberg, New York Springer 1979

5. Brecht, J., Hanke, H., Schäfer, T.: Modellvorhaben zur Regionalanalyse von
   Gesundheits- und Umweltdaten im Saarland. Forschungsbericht 82-109 02 003
   im Auftrag des Umweltbundesamtes 1984

6. Erbes, P.-H.: Regionale Verteilung bösartiger Neubildungen im Kreis Groß-
   Gerau (1975-1979) - Eine Erhebung auf der Grundlage von Todesbescheinigungen
   unter besonderer Berücksichtigung der Umweltbelastung. Amtsärztliche Prüfungsarbeit Düsseldorf 1984

7. Frentzel-Beyme, R., Keil, U.: Sterblichkeit und Todesbescheinigung.
   In: Datenquellen für Sozialmedizin und Epidemiologie.
   Hrsg.: Brennecke, R., Greiser, E., Paul, H., Schach, E.
   Berlin, Heidelberg, New York Springer 1981

8. Kellhammer, U.: Methodische Probleme bei der sekundär-staistischen Nutzung
   von Mortalitätsdaten.
   In: Methoden der Statistik und Informatik in Epidemiologie und Diagnostik.
   Hrsg.: Berger, J., Höhne, K. H.
   Berlin, Heidelberg, New York, Tokyo Springer 1983

9. Stemmann, G.: Räumliche Differenzierung der Todesursachen, insbesondere de
   Erkrankungen der Atmungsorgane, im Zusammenhang mit den Umweltdaten des
   Luftreinhalteplanes im Kreis Recklinghausen für das Jahr 1982.
   Amtsärztliche Prüfungsarbeit Düsseldorf 1984

10. Molik, B., Pott, F.: Methodische Möglichkeiten bei der statistischen Aus-
    wertung von Krebsmortalitätsdaten zur Erkennung von regionalen Unterschieden.
    In: Alternative der Krebsregistrierung (im Druck)

Dipl. Biol. Beate Molik
Medizinisches Institut für Umwelthygiene an der Universität Düsseldorf
Auf'm Hennekamp 50
4000 Düsseldorf 1

KONZEPT ZUR AUSWERTUNG DER SMOGSITUATION IM JANUAR 1985

G. Schöneberg, H. E. Wichmann
Medizinisches Institut für Umwelthygiene an der Universität Düsseldorf

ZUSAMMENFASSUNG

Mitte Januar 1985 kam es in weiten Teilen Nordrhein-Westfalens zu einer austauscharmen Wetterlage, welche dazu führte, daß im Ruhrgebiet an mehreren
Tagen Smogalarm ausgerufen wurde. Zur Charakterisierung der gesundheitlichen
Auswirkungen während dieses Zeitraums wurden Morbiditäts- und Mortalitätsdaten erhoben. Der Erhebungszeitraum umfaßte drei Phasen, nämlich einen zwei-
wöchigen Vergleichszeitraum unmittelbar vor dem Smog, die Smogphase und drei
Wochen nach dem Smog. Das Auswertungskonzept sieht einen Vergleich der Morbidität und Mortalität während dieser drei Phasen vor; zusätzlich werden die
wichtigsten Immissionskonzentrationen und meteorologischen Größen verwendet,
um zu analysieren, ob in den unterschiedlich belasteten Regionen unterschiedliche Muster in den Erkrankungshäufigkeiten erkennbar sind. Im Vortrag werden
die methodischen Probleme bei der Auswertung diskutiert.

1. EINLEITUNG

Vom 17.1.-21.1.1985 wurde in den Gebieten Ruhrgebiet-West (Smoggebiet II)
und Ruhrgebiet-Ost (Smoggebiet I) Smogalarm mit unterschiedlichen Alarm-
stufen ausgelöst. In einer umfangreichen Studie [1] sollen mögliche Auswirkungen
der Smogepisode auf die Gesundheit der Bevölkerung untersucht werden. Diese
Fragestellung soll angegangen werden, indem die Art oder Häufigkeit erbrachter
medizinischer Leistungen oder die Mortalität während der Smogphase mit den
Phasen vor und nach der Smogepisode verglichen werden. Außerdem soll untersucht
werden, ob es zwischen den verschiedenen Gebieten Unterschiede in der Art der
gesundheitlichen Effekte gibt.

In diesem Vortrag soll auf die methodischen Aspekte und Möglichkeiten der
Auswertung eingegangen werden, wobei einige Ergebnisse zur Beschreibung der
Auswertungsmethoden und der Probleme dargestellt werden.

Um die Daten aus den verschiedenen Städten in sinnvoller Weise zusammen-
fassen zu können, wurden Belastungsgebiete (Smoggebiet II, Smoggebiet I und
Köln/Düsseldorf) sowie Nichtbelastungsgebiete (Eifel, Eggegebirge, NRW-Süd
und NRW-Ost) definiert (Abb. 1).

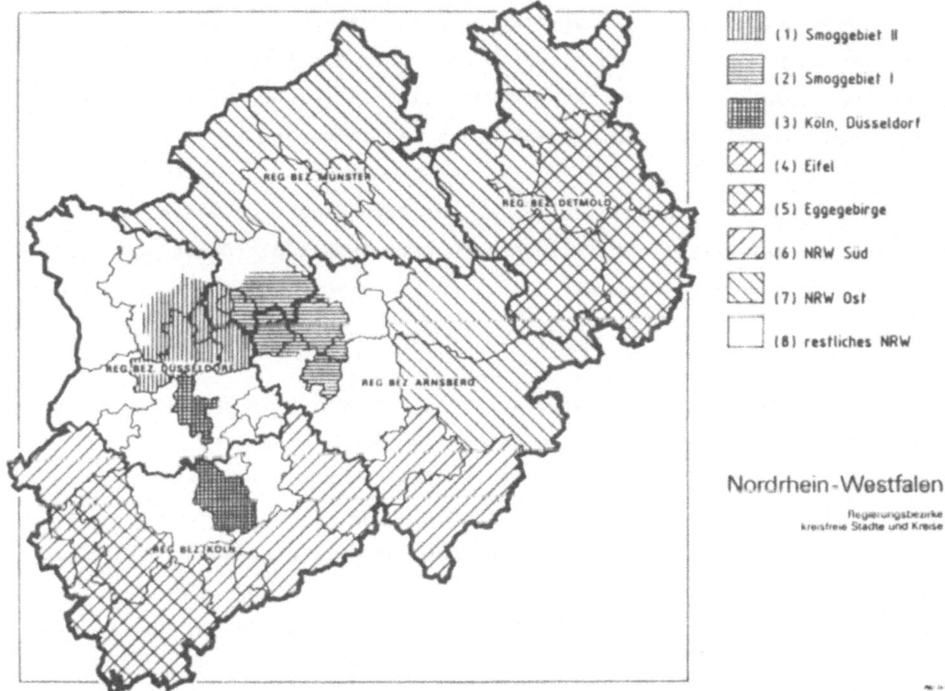

Abbildung 1: Einteilung der Untersuchungsgebiete

Zur Illustration der Methoden sollen die Daten aus Smoggebiet II dienen. Es
handelt sich hier um die Kreise und kreisfreien Städte Bottrop, Dinslaken,
Duisburg, Essen, Gladbeck, Hünxe, Krefeld, Moers, Mülheim, Neukirchen-Vluyn,
Oberhausen, Rheinberg und Voerde.

2. DATENERHEBUNG

Als Zielvariable wurden medizinische Daten aus verschiedenen Quellen für den
Zeitraum vom 1.1. bis 15.2.1985 erhoben, nämlich stationäre Aufnahmen in Krankenhäusern, ambulante Behandlung in Krankenhäusern, Einsatz der Rettungsdienste
und Behandlung bei niedergelassenen Ärzten. Ferner wurden sämtliche Todesbescheinigungen in den Gesundheitsämtern Nordrhein-Westfalens für diesen Zeitraum
erfaßt.

Von diesen Daten sollen im folgenden nur die stationären Aufnahmen in Krankenhäusern betrachtet werden. Um diese Daten zu erheben, wurde anhand des Kranken-
hausverzeichnisses Nordrhein-Westfalens an alle Abteilungen für Innere Medizin
und Kinderheilkunde in NRW ein Erhebungsbogen geschickt, in dem für den Zeitraum vom 1.1. bis 15.2.1985 die stationären Aufnahmen mit den Diagnosen Atemwegserkrankungen bzw. Herz-Kreislauf-Erkrankungen dokumentiert werden sollten.
Weitere Variablen neben der Diagnose waren das Datum der Aufnahme, Alter,
Geschlecht, Schweregrad der Erkrankung (unterteilt in leicht, mittel, schwer)
sowie das Vorkommen der gleichen Erkrankung in der Anamnese.

Von 406 Abteilungen beteiligten sich 186 an der Datenerhebung, was einer
Response-Rate von 46% entspricht. Insgesamt wurden in NRW die Daten von ungefähr 13000 stationären Aufnahmen mit den genannten Diagnosen erfaßt, davon 2300
im Smoggebiet II.

Als Einflußvariablen werden die Immissionskonzentrationen von SO_2, Schwebstaub,
CO und NO_2 betrachtet. Diese wurden an den 42 kontinuierlich arbeitenden Meßstationen von NRW durch die Landesanstalt für Immissionsschutz, Essen,
gemessen (Abb. 2). Verwendet werden die aus den 48 Halbstundenwerten berech-
neten Tagesmittelwerte sowie der höchste Halbstundenwert pro Tag.

Als Störvariablen werden die meteorologischen Parameter angesehen. Von diesen
sollen im folgenden die Tagesmittelwerte der Temperatur und der Biotropie verwendet werden. Der Biotropie-Index stellt ein Maß für die allgemeinen gesundheitlichen Auswirkungen des Wetters dar. Er wird viermal täglich vom Wetteramt
Essen angegeben und hat Gültigkeit für den Bereich Westdeutschland. Ein hoher
Wert ist Ausdruck einer gesundheitlichen Belastung durch das Wetter.

Damit alle Wochentage gleich häufig bei der Analyse der Daten vertreten sind,
wurde der Erhebungszeitraum (1.1.-15.2.1985) auf die sechs vollen Wochen vom
3.1.-13.2.1985 beschränkt. Hieraus ergeben sich sechs Untersuchungswochen,
welche jeweils von Donnerstag bis Mittwoch reichen, wobei die Vorphase vom
3.1. bis 16.1., die Smogphase vom 17.1. bis 23.1. und die Nachphase vom 24.1.
bis 13.2. dauert.

Bei dieser Definition liegt die Smogphase einschließlich der zwei Folge-
tage innerhalb einer Woche. Dadurch sollte sichergestellt sein, daß gesundheitliche Auswirkungen innerhalb und unmittelbar nach der Smogphase
in den gleichen Wochenmittelwert eingehen.

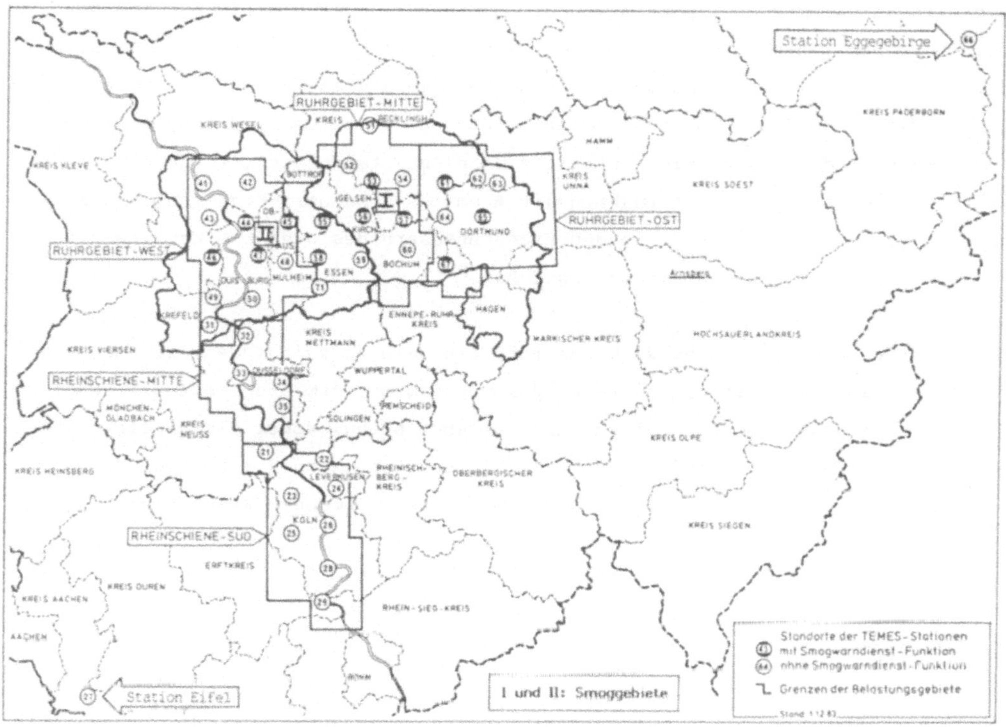

Abbildung 2 : Lage der TEMES-Meßstationen in NRW

3. DESKRIPTION DER DATEN

3.1 Qualität und Besonderheiten der medizinischen Daten im Hinblick auf die Auswertungsmethoden

Bei der Auswertung der Daten ist sowohl ein zeitlicher Vergleich der Ereignisse innerhalb der einzelnen Gebiete als auch ein Vergleich zwischen den Gebieten möglich.

Ein longitudinaler Vergleich beinhaltet den Vergleich der Daten für die Smogperiode mit denen vor und nach dem Smog. Dies kann z.B. dadurch geschehen, daß die sechs Untersuchungswochen dementsprechend aufgeteilt werden. Man nimmt hierbei allerdings keine Rücksicht auf mögliche zeitliche Abhängigkeiten zwischen den Beobachtungen. Außerdem kann untersucht werden, ob es innerhalb der einzelnen Gebiete einen Zusammenhang zwischen der täglichen Zahl der stationären Aufnahmen und den Schadstoffkonzentrationen bzw. den meteorologischen Größen gibt.

Einen räumlichen Vergleich kann man nur durchführen, wenn die Daten aus den verschiedenen Gebieten in irgendeiner Weise standardisiert worden sind. Denn die unterschiedlichen Response-Raten und Bevölkerungszahlen in den Gebieten führen dazu, daß die absoluten Zahlen nicht ohne weiteres vergleichbar sind. Außerdem sind die diagnostischen Kriterien nicht standardisiert und die Dokumentation der stationären Aufnahmen mit Atemwegs- und Herz-Kreislauf-Erkrankungen wurde vermutlich schon in den Krankenhäusern des gleichen Gebietes mit unterschiedlicher Genauigkeit durchgeführt.

Ein weiteres Problem ergibt sich dadurch, daß beim überwiegenden Teil der stationär aufgenommenen Patienten kein Zusammenhang mit dem Smog besteht, sondern daß vielmehr andere Gründe zur Aufnahme geführt haben, wobei die Patienten größtenteils längerfristig einbestellt sein dürften. Auch der Einfluß der relativ niedrigen Response-Rate (d.h. der nicht teilnehmenden Krankenhäuser) kann nicht abgeschätzt werden.

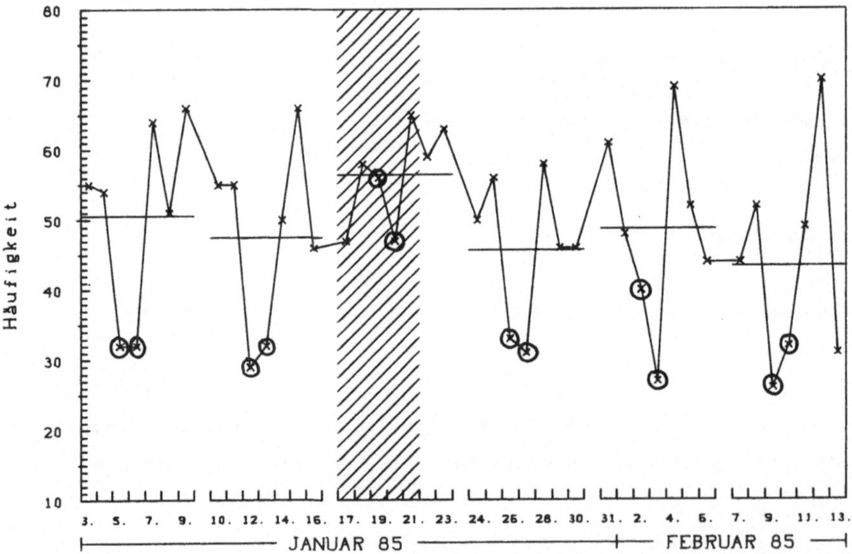

Abbildung 3 : Absolute Häufigkeiten

Im Smoggebiet II zeigt sich eine Erhöhung der Aufnahmezahlen von Patienten mit Atemwegs-/Herz-Kreislauf-Erkrankungen während der Smogphase. Der Wochengang ist gut zu erkennen, wobei der Abfall am Wochenende (eingekreiste Werte) und der starke Anstieg am Montag besonders ausgeprägt ist.

Eine Besonderheit der Daten, die man bei der Auswertung berücksichtigen muß,

ist die Wochentagsabhängigkeit der Zahl der täglichen stationären Aufnahmen.
In Abbildung 3 sind die täglichen Aufnahmezahlen von Patienten mit Atem-
wegs-/Herz-Kreislauf-Erkrankungen im Smoggebiet II dargestellt. Zusätzlich
ist für jede Untersuchungswoche der Mittelwert (dicke Linien) eingezeichnet.
Die Zahl der stationären Aufnahmen ist am Wochenende (Samstag, Sonntag) am
niedrigsten und am Montag am höchsten.

Wegen der Wochentagsabhängigkeit empfiehlt es sich, die Daten in anderer Weise
darzustellen. Man kann z.B. statt der Originalwerte die Abweichungen der Tageswerte vom Wochentagsmittelwert (Zentrierung bzgl. der Wochentage) verwenden
(Abb. 4). Ein Wochenmittelwert größer Null bedeutet, daß die Tageswerte durch-
schnittlich über den Wochentagsmittelwerten liegen. Die Unterschiede zwischen
den Wochenmittelwerten bleiben durch diese Transformation der Daten unverändert.
Diese Darstellungsform wird im folgenden gewählt.

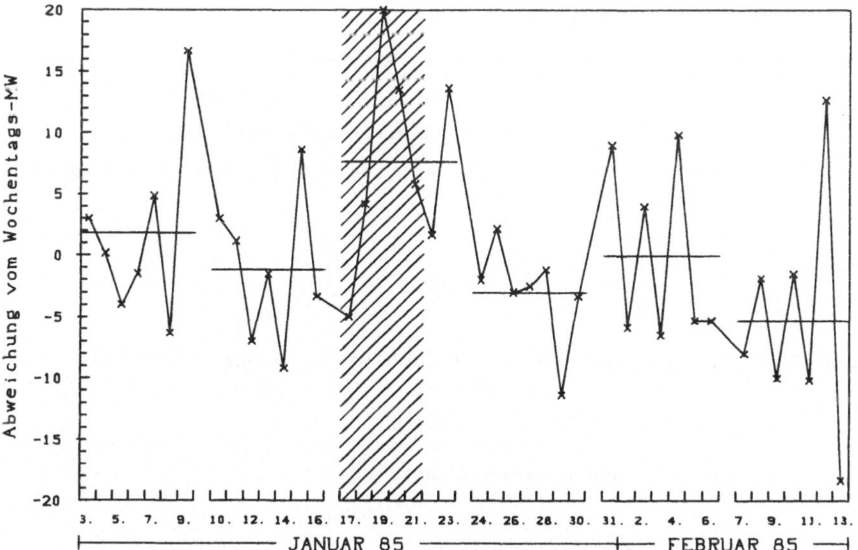

Abbildung 4 : Abweichung vom Wochentagsmittelwert
Diese Darstellung macht die starke Abweichung der Zahlen am Wochenende der Smogwoche von den Wochentagsmittelwerten deutlich. Außerdem kann man feststellen,
daß alle Tageswerte der Smogwoche über ihren Wochentagsmittelwerten liegen.

Eine andere Möglichkeit der Transformation ist eine Studentisierung bzgl. der
Wochentage, d.h. man dividiert die zentrierten Werte noch durch die Standard-
abweichung des jeweiligen Wochentages. In diesem Fall haben die sechs Werte

für jeden Wochentag nicht nur den Mittelwert Null, sondern zusätzlich auch die Varianz Eins. Dies kann von Vorteil sein, wenn z.B. die Wochentage sehr unterschiedliche Varianzen haben. Allerdings verändern sich die Unterschiede zwischen den Wochenmittelwerten und sind nicht mehr sofort interpretierbar.

Ein dritter Ansatz wäre die Darstellung der täglichen Aufnahmezahlen in Prozent des Wochentagsmittelwertes. Ein Wert von 140% bedeutet dann, daß an diesem Tag die Zahl der Aufnahmen 40% über dem Wochentagsmittelwert liegt. Ein Nachteil dieser Transformation ist der Einfluß auf die Varianz. Während die zentrierten Werte innerhalb der Wochentage die gleiche Varianz wie die Originalwerte besitzen, kann es hierbei vorkommen, daß zwei Wochentage mit ursprünglich unterschiedlichen Mittelwerten aber gleichen Varianzen, nach der Transformation sehr unterschiedliche Varianzen besitzen (der Mittelwert der transformierten Variablen ist gleich 100). Dieser Unterschied ist umso ausgeprägter, je niedriger der Mittelwert der Originaldaten ist.

Schließlich kann man zur Beseitigung der starken Schwankungen zwischen den einzelnen Tagen und um den allgemeinen Trend stärker zum Ausdruck zu bringen, statt der Originalwerte einen gleitenden Mittelwert verwenden. Damit der Wochengang berücksichtigt wird, erscheint ein gleitendes Mittel über 7 Tage sinnvoll. Der Mittelwert wird jeweils für den mittleren der 7 Tage berechnet, also

$$\overline{x}(i) = [\, x(i-3) + \ldots + x(i) + \ldots + x(i+3)\,] \,/\, 7 \; .$$

Man erhält dann einen Verlauf ohne stärkere Ausschläge nach oben oder unten.

3.2 Immissionskonzentrationen und meteorologische Größen

Von den Immissionskonzentrationen werden nur die Tagesmittelwerte und -maxima von SO_2 und Schwebstaub verwendet. In Abbildung 5 ist der Verlauf der Tagesmittelwerte von SO_2 und Schwebstaub - gemittelt über alle Meßstationen im Smoggebiet II - dargestellt. Man erkennt eine erste Spitze der Konzentrationen am 11. Januar, bevor dann am Ende der Vorsmogphase ein kontinuierlicher Anstieg der Konzentrationen stattfindet. Die hohen Konzentrationen sind bedingt durch die austauscharme Wetterlage (15.1. bis 20.1.), welche durch niedrige Windgeschwindigkeiten und eine inverse Temperaturschichtung entstehen konnte. Solche Wetterlagen bewirken ein Verweilen der Luftquanten über dem betroffenen Gebiet;

es kommt zu einer Anreicherung der Luft mit Schadstoffen. Am Ende der Smogphase kommt es aufgrund einer raschen Zunahme der Windgeschwindigkeit zu einem Abfall der Konzentrationen auf das Niveau von Anfang Januar. Leicht erhöhte Werte treten dann noch einmal gegen Ende des Beobachtungszeitraumes auf.

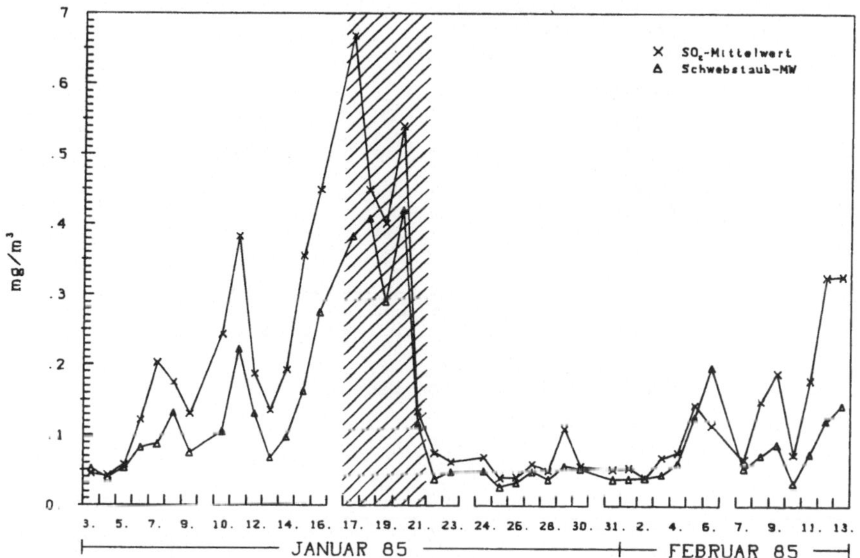

Abbildung 5 : SO$_2$- und Schwebstaubkonzentrationen im Smoggebiet II

Die Temperaturen (Abb. 6) liegen in der Zeit bis zum 20.1. unter dem Gefrierpunkt. Mit Ende der Inversionslage kommt es zu einem Temperaturanstieg um +9°C.

In Abbildung 7 sind die Tagesmittelwerte des Biotropie-Indexes angegeben. In der Zeit vom 3.1. bis 23.1. liegen die Wochenmittel nahe bei Eins, d.h. es ist nur schwache Biotropie vorhanden. Am 20.1. verstärkte sich der biotrope Reiz und erreichte am 21.1. mit Beendigung der austauscharmen Wetterlage sein Maximum. Hierbei ist der parallele Anstieg von Temperatur und Biotropieindex auffällig.

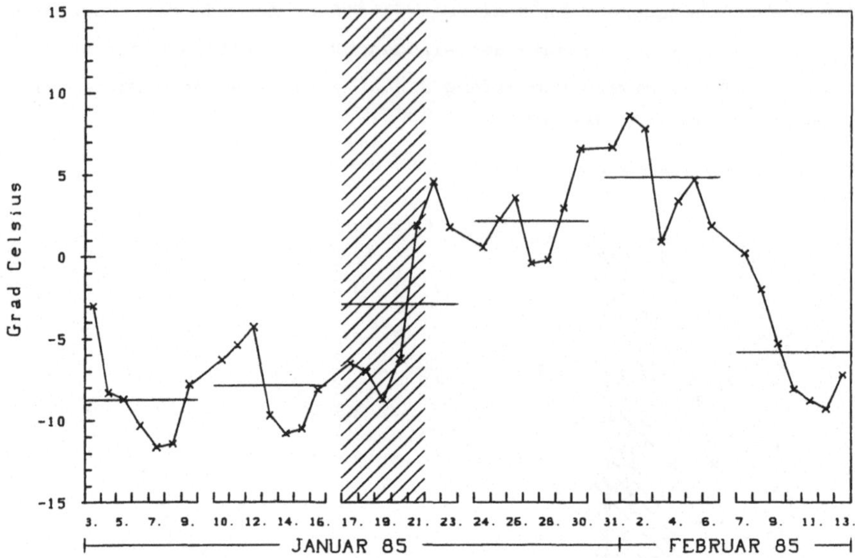

Abbildung 6 : Lufttemperatur (^{O}C) an der Station Essen

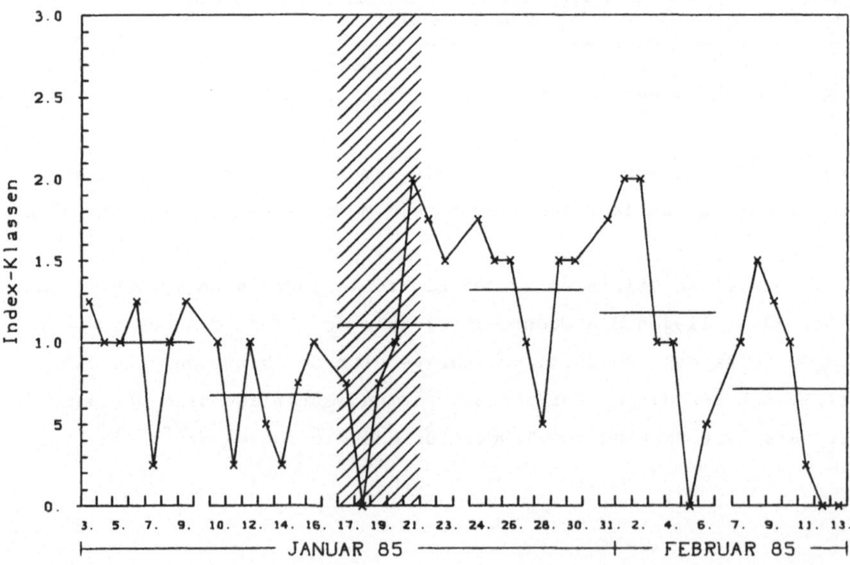

Abbildung 7 : Tagesmittelwerte des Biotropie-Index

4. ZEITLICHE ANALYSE

4.1 Varianzanalyse mit den täglichen Aufnahmezahlen als Beobachtungseinheiten

Es soll jetzt mit Hilfe statistischer Methoden untersucht werden, ob sich irgendwelche Auffälligkeiten im Verlauf der Zeit zeigen. Die zu überprüfende Hypothese lautet:

> Gibt es einen Unterschied in der Häufigkeit der stationären Aufnahmen vor, während und nach der Smogphase?

Zu diesem Zweck werden die sechs Untersuchungswochen zu drei Perioden zusammengefaßt und zwar in die beiden Wochen vor dem Smog, die Smogwoche und die drei Wochen nach dem Smog (s.o.).

Zur Untersuchung auf Unterschiede in den täglichen Aufnahmezahlen zwischen diesen drei Perioden bietet sich die einfaktorielle Varianzanalyse an. Das Varianzanalysemodell hat folgendes Aussehen:

$$Y_{ij} = \mu + \alpha_i + e_{ij} \qquad \begin{array}{l} j = 1,\ldots,n_i \\ i = 1,2,3 \end{array}$$

wobei Y_{ij} die j-te Beobachtung (in Form der Abweichung des Tageswertes vom Wochentagsmittelwert) auf der i-ten Stufe des Faktors "Zeit",

μ der Mittelwert aller Beobachtungen,

α_i der Effekt der i-ten Stufe des Faktors "Zeit" und

e_{ij} der zu Y_{ij} gehörige zufällige Fehler ist.

Für die Durchführung der Varianzanalyse sollten die folgenden Voraussetzungen erfüllt sein:

- die Stichproben der 3 Stufen stammen aus 3 normalverteilten Grundgesamtheiten $N(\mu_1, \sigma_1^2),\ldots, N(\mu_3, \sigma_3^2)$.
- die drei Varianzen σ_i^2 sind für alle Grundgesamtheiten gleich, d.h. $\sigma_1^2 = \sigma_2^2 = \sigma_3^2$; man spricht dann von homogenen Varianzen.
- die drei Stichproben sind unabhängig voneinander.

Kritisch von diesen Voraussetzungen ist die Unabhängigkeit der Beobachtungen, denn es kann eventuell eine Abhängigkeit über die Zeit bestehen. Getestet wird dann folgende Hypothese:

H_0 : $\alpha_1 = \alpha_2 = \alpha_3 = 0$ gegen

H_1 :   Es gibt Unterschiede zwischen den Gruppeneffekten, d.h.

$\alpha_i \neq \alpha_j$ für mindestens ein Paar (i,j) mit i $\neq$ j.

Wird die Hypothese abgelehnt, unterscheiden sich die Mittelwerte der drei Zeiträume. Mit der Methode der multiplen Vergleiche kann man dann untersuchen, welche Mittelwerte sich signifikant voneinander unterscheiden.

Für die Daten aus Smoggebiet II wird die Hypothese, daß die mittlere Anzahl der stationären Aufnahmen von Patienten mit Atemwegs-/Herz-Kreislauf-Erkrankungen in den drei Perioden gleich hoch ist, zum 5%-Niveau abgelehnt (Tab. 1). Der Scheffe-Test für multiple Vergleiche ergibt einen signifikanten Unterschied zwischen dem Mittelwert der Smogwoche (7.7) und der Nachsmogphase (-2.8).

TABELLE 1: Ergebnisse der Varianzanalyse
Atemwegs-/Herz-Kreislauf-Erkrankungen im Smoggebiet II

Variations-ursache	FG	SS	MS	F-Wert	Pr>F	R^2
Modell	2	578.52	289.26	5.29	0.009	0.21
Fehler	39	2131.31	54.65			
Total (korr.)	41	2709.83				

Mittelwert: Vorsmogphase   0.33
Smogphase   7.69
Nachsmogphase   -2.79

4.2 Analyse mit den Krankenhäusern als Beobachtungseinheiten

Bisher ist als Beobachtungseinheit die "tägliche Zahl der stationären Aufnahmen" in einem Gebiet betrachtet worden und man hat infolgedessen 42 Beobachtungen, die sich auf die drei Phasen aufteilen.

Im folgenden soll eine Analyse auf der Ebene der Krankenhäuser eines Gebietes durchgeführt werden. Die Einteilung in die drei Zeiträume wird beibehalten. Für jeden Zeitraum und jedes Krankenhaus wird die mittlere Zahl der stationären

Aufnahmen berechnet. Um die Werte für die verschiedenen Krankenhäuser vergleichbar zu machen, wird der Wert der 1.Periode als Referenzgröße gewählt und folgende Standardisierung durchgeführt:

$$(x_i - x_1) / x_1 , \qquad x_i = \text{Mittelwert der i-ten Periode, } i = 2,3$$

Es werden also die Abweichungen der Mittelwerte der Smog- und Nachsmogphase von dem Mittelwert der Vorsmogphase berechnet und dann auf diesen bezogen. Ein Wert von 0.5 für die Smogperiode bedeutet, daß die mittlere Zahl der stationären Aufnahmen um 50% höher ist als in den ersten beiden Wochen.

Um bei Krankenhäusern mit sehr wenig Patienten Singularitäten zu vermeiden, wurden bei der Analyse alle Krankenhäuser mit weniger als 42 Aufnahmen (d.h. theoretisch eine Aufnahme pro Tag) weggelassen.

Durch die Standardisierung ist der Wert der 1.Periode mit Null festgelegt. Mit dem t-Test soll deshalb überprüft werden, ob sich die Mittelwerte der 2. und 3.Periode von Null unterscheiden. Für die Smogperiode erwartet man bei einem Einfluß des Smogs einen höheren Wert als für die ersten beiden Wochen. Deshalb wird hier die entsprechende einseitige Hypothese getestet. Die Gleichheit der Mittelwerte der 2. und 3.Periode kann mit dem Zweistichproben-t-Test getestet werden.

Im Smoggebiet II zeigt sich bei den Atemwegs-/Herz-Kreislauf-Erkrankungen auf dem 5%-Niveau eine signifikante Erhöhung des Wertes in der Smogwoche im Vergleich zu den ersten beiden Wochen (Tab. 2). Von den 32 Krankenhäusern konnten allerdings elf Krankenhäuser mit weniger als 42 stationären Aufnahmen nicht berücksichtigt werden.

TABELLE 2: Ergebnisse der t-Tests
Atemwegs-/Herz-Kreislauf-Erkrankungen im Smoggebiet II

Periode	N	Mittel- wert	Standard- fehler	T(*)	T(+)
Smogphase	21	0.3284	0.1325	2.48*	
Nachsmogphase	21	0.0930	0.1352	0.69	1.24

* = $p < 0.05$
(*) Wert der Teststatistik für die Hypothese: $x_i = 0$
(+) Wert der Teststatistik für die Hypothese: $x_2 = x_3$
    x_i = Mittelwert i-te Periode, i = 2,3

4.3 Analyse des Zusammenhanges zwischen stationären Aufnahmen und Einfluß- und Störvariablen

Es sollen jetzt außer der Zeit noch weitere mögliche Einflußvariablen betrachtet werden. Ziel hierbei ist nicht der Vergleich zwischen den Perioden, sondern die Untersuchung der Frage, ob zwischen bestimmten Variablen und der Zahl der täglichen stationären Aufnahmen ein Zusammenhang besteht.

Der hauptsächliche Einfluß des Smog sollte auf den hohen Schadstoffkonzentrationen während dieses Zeitraumes beruhen. Störfaktoren sind meteorologische Größen wie die Temperatur und die Biotropie.

Um die Schadstoffkonzentrationen mit den Morbiditätsdaten zu verbinden, wurde jedem Krankenhaus im Gebiet der Luftreinhaltepläne die nächstgelegene Meßstation zugeordnet. Für jedes Gebiet wurde dann ein gewichteter Schadstoffmittelwert für jeden Tag berechnet. Als Gewicht wurde der Anteil der stationären Aufnahmen in den einzelnen Krankenhäusern an allen stationären Aufnahmen des jeweiligen Gebietes gewählt, d.h.

$$w_i = n_i/N \quad , \quad i=1,\ldots,I \quad \text{und} \quad N = \sum n_i \quad .$$

Die verwendeten Temperaturdaten (Tagesmittelwerte) sind an der Station Essen gemessen worden. Wegen des relativ einheitlichen Temperaturprofils in Nordrhein-Westfalen wurde hier keine Krankenhauszuordnung vorgenommen.

Die Zuteilung der Meßstationen zu den Krankenhäusern ist mit Problemen verbunden, die hauptsächlich aus der Entfernung zwischen Meßstation und Krankenhaus resultieren. Aus diesem Grund (d.h. wegen zu großer Entfernung) wurde für die Gebiete NRW-Süd und NRW-Ost keine Zuteilung vorgenommen. In den Smoggebieten I und II sowie in Köln/Düsseldorf dagegen ist das Netz der Meßstationen relativ eng. Der maximale Abstand Meßstation-Krankenhaus beträgt etwa 10km, im Mittel liegt er bei 2km. Trotzdem bleibt die Frage offen wie genau die einem Krankenhaus zugeteilten Schadstoffkonzentrationen die tatsächliche Situation wiederspiegeln.

Als Modell wird ein lineares Regressionsmodell verwendet mit der Zahl der stationären Aufnahmen (in Form der Abweichungen vom Wochentagsmittelwert) als abhängige Variable.

Die allgemeine Form des Modelles hat folgendes Aussehen:

$$Y_j = \beta_0 + \sum \beta_i \text{ STOER}_{ij} + \sum \gamma_k \text{ SCHAD}_{kj} + e_j ,$$
$$j = 1,\ldots,42 , \quad i = 1,2 , \quad k = 1,\ldots,4$$
$$E(e_j) = 0 , \quad Var(e_j) = \sigma^2$$

Bestimmt werden muß jetzt, welche unabhängigen Variablen in das Modell eingehen sollten. Die Biotropie oder die Temperatur sollten als Störvariablen in dem Modell enthalten sein. Anhand der Korrelationen zwischen den einzelnen Variablen kann man die unabhängige Variable finden, die am stärksten mit der abhängigen Variablen korreliert ist.

Von den Störvariablen ist die Biotropie (0.13) stärker mit der abhängigen Variablen korreliert als die Temperatur (-0.04) (Tab. 3). Die Biotropie wird deshalb als erste Variable in das Modell aufgenommen.

Um zu sehen, welche der Schadstoffvariablen den größten Beitrag zur Erklärung der Zahl der stationären Aufnahmen liefert, nachdem die Biotropie in dem Modell enthalten ist, kann man die partiellen Korrelationskoeffizienten berechnen. Die Variable, welche die höchste partielle Korrelation mit der abhängigen Variablen besitzt, sollte als nächste in das Modell aufgenommen werden. Im Smoggebiet II ist dies der Schwebstaub-Mittelwert (Tabelle 3).

TABELLE 3: Korrelationen im Smoggebiet II zwischen abhängigen und unabhängigen Variablen

Variable	Korrelation	Partielle Korrelation bzgl. der Biotropie
Biotropie	0.13	–
Temperatur	-0.04	–
Mittelwert SO_2	0.15	0.25
Mittelwert Schwebstaub	0.20	0.28
Maximum SO_2	0.11	0.20
Maximum Schwebstaub	0.19	0.27

Allerdings besteht eine starke Multikollinearität der Einflußvariablen . Dies wird an den hohen Korrelationen (jeweils um 90%) deutlich (Tabelle 4). Die Multikollinearität macht die Effekte der Einflußvariablen kaum voneinander trennbar und ein Modell mit mehreren unabhängigen Variablen nur schwer interpretierbar.

TABELLE 4: Korrelationen zwischen den Schadstoffvariablen
im Smoggebiet II

| | Mittelwert | | Maximum | |
	SO_2	SST	SO_2	SST
Mittelwert SO_2	1.00	0.92	0.98	0.87
Mittelwert Schwebstaub	0.92	1.00	0.93	0.97
Maximum SO_2	0.98	0.93	1.00	0.89
Maximum Schwebstaub	0.87	0.97	0.89	1.00

In Tabelle 5 sind die Ergebnisse der vier Regressionsmodelle angegeben, die
die Biotropie und je eine Schadstoffvariable enthalten. Insbesondere ist das
zu jeder Schadstoffvariablen gehörige partielle R^2 angegeben, d.h. der Anstieg
der erklärten Varianz durch Aufnahme der Schadstoffvariablen in das Modell.

TABELLE 5: Ergebnisse der Regressionsmodelle für die
stationären Aufnahmen. Jedes Modell enthält die
Biotropie und eine Schadstoffvariable

Variations-ursache	FG	SS	Partielles R^2
Biotropie	1	48.2	0.018
Schwebstaub-Mittelwert	1	213.6	0.079
SO_2-Mittelwert	1	162.8	0.060
Schwebstaub-Maximum	1	188.5	0.070
SO_2-Maximum	1	109.1	0.040
Alle 4 Schadstoff-variablen	4	343.4	0.127
Vollst. Modell	5	391.6	0.145

In Einklang mit der Größe der partiellen Korrelationen besitzt der Schwebstaub-
mittelwert das höchste partielle Bestimmtheitsmaß. Im diesem Sinn ist das
"beste" Modell gegeben durch

$$Y = -6.4 + 3.7 \text{ MWBIO} + 24.4 \text{ MWSST}$$

Der Einfluß der Biotropie und des Schwebstaub-Mittelwertes ist positiv, d.h.
bei höheren Werten dieser beiden Variablen kann man eine höhere Zahl von stationären Aufnahmen erwarten. Die Regressionskoeffizienten sind aber auf dem
5%-Niveau nicht signifikant von Null verschieden. Dies gilt auch für die ge-
samte Regressionsgleichung, die etwa 10% der Gesamtvariabilität erklärt.

Der Vollständigkeit halber sei erwähnt, daß die gleiche Analyse mit den um zwei Tage zurückliegenden Wetter- und Schadstoffdaten für die Mittelwerte von SO_2 und Schwebstaub auf dem 5%-Niveau einen signifikanten Einfluß ergibt [1]. Zusätzlich sind noch die Ergebnisse des Modelles mit allen vier Schadstoff-variablen berechnet worden, um die dadurch erzielte Modellverbesserung ein-schätzen zu können. Im Vergleich zu obigem Modell erhöht sich das Bestimmtheits-maß von 0.079 auf 0.127; die partiellen F-Tests zeigen jedoch, daß sich die einzelne Hinzunahme der Schadstoffvariablen nicht lohnt. Außerdem werden die Effekte der Multikollinearität zum Beispiel dadurch deutlich, daß bei Modellen mit mehreren Schadstoffvariablen ein Regressionskoeffizient negativ wird, was inhaltlich nicht zu interpretieren ist.

Zur Illustration der Ergebnisse der Regressionsanalyse sind in Abbildung 8 die gleitenden Mittelwerte der Zeitreihen der stationären Aufnahmen mit Atem-wegs/Herz-Kreislauf-Erkrankungen sowie von Biotropie, Schwebstaub und SO_2 dargestellt.

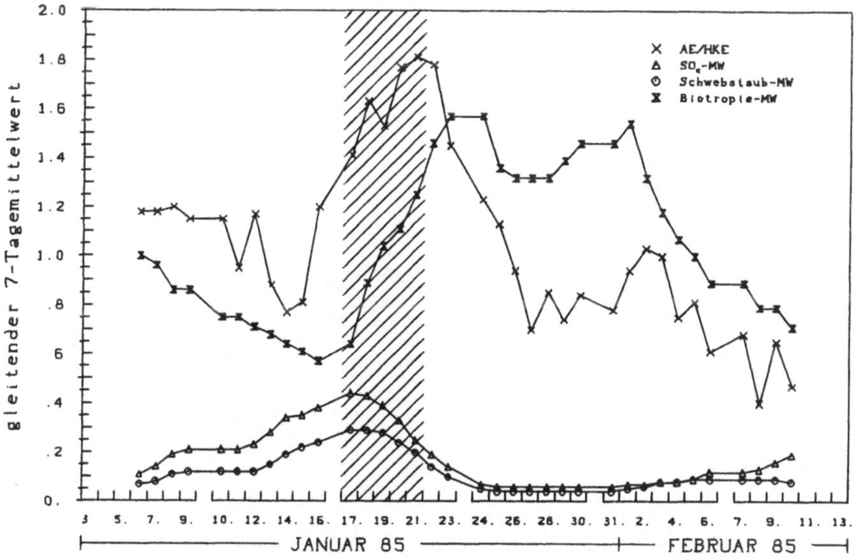

Abbildung 8 : Gleitende 7-Tagemittelwerte der stationären Aufnahmen mit Atem-wegs-/Herzkreislauf-Erkrankungen sowie von Biotropie, Schwebstaub und SO_2. Zur besseren Darstellung wurden die täglichen Aufnahmezahlen (Abweichung vom Wochentagsmittelwert) n_i transformiert : $m_i = (n_i + 10) / 10$. Die Schadstoff-konzentrationen sind in mg/m^3 angegeben und die Biotropie in Indexklassen.

5. RÄUMLICHE ANALYSE

5.1 Deskriptive Analyse

'Jm zu sehen, ob sich die Aufnahmezahlen in den einzelnen Gebieten unterschiedlich entwickelt haben, bietet sich ein Profilvergleich an. Zur Elimination der
starken Tagesschwankungen ist es günstiger, den gleitenden 7-Tagesmittelwert
zu verwenden. In den Abbildungen 9 und 10 sind die gleitenden Mittelwerte der
fünf Gebiete für die Diagnose Atemwegs-/Herz-Kreislauf-Erkrankungen dargestellt.
Ein direkter Vergleich der Verläufe ist nicht möglich, da keine Standardisierung vorgenommen wurde. In den Belastungsgebieten ist aber ein gemeinsamer
Trend erkennbar (Abbildung 9). Im Smoggebiet II ist der Anstieg in der Smogwoche
am stärksten, ein leichter Anstieg ist ebenfalls in Köln/Düsseldorf und im Smoggebiet I festzustellen. Im Smoggebiet I liegen die Aufnahmezahlen am Anfang der
Smogphase allerdings unter denen von Anfang Januar. Auch in NRW-Ost liegen die
höchsten Aufnahmezahlen Anfang Januar. In NRW-Süd sind die Aufnahmezahlen in
der Smogphase nicht auffällig verglichen mit den übrigen Wochen (Abbildung 10).

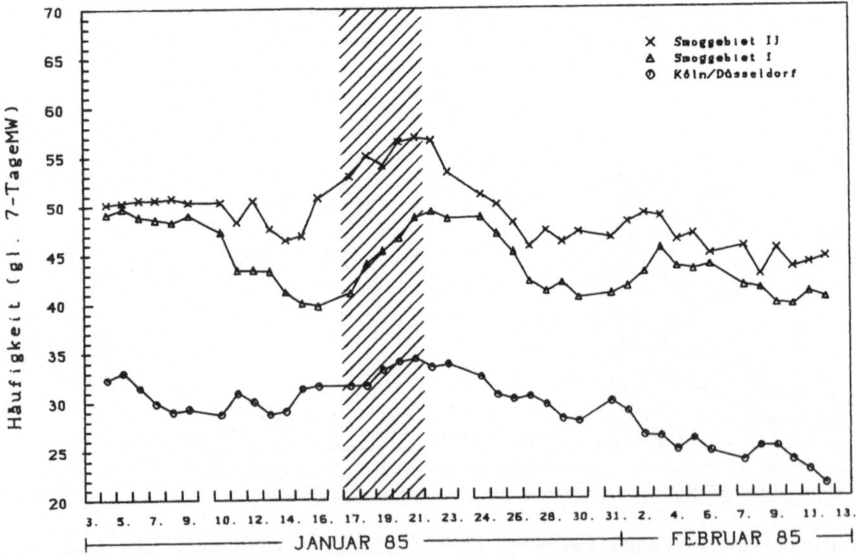

Abbildung 9 : Stationäre Aufnahmen mit Atemwegs-/Herz-Kreislauf-Erkrankungen
in den Belastungsgebieten (gleitender 7-Tagemittelwert).

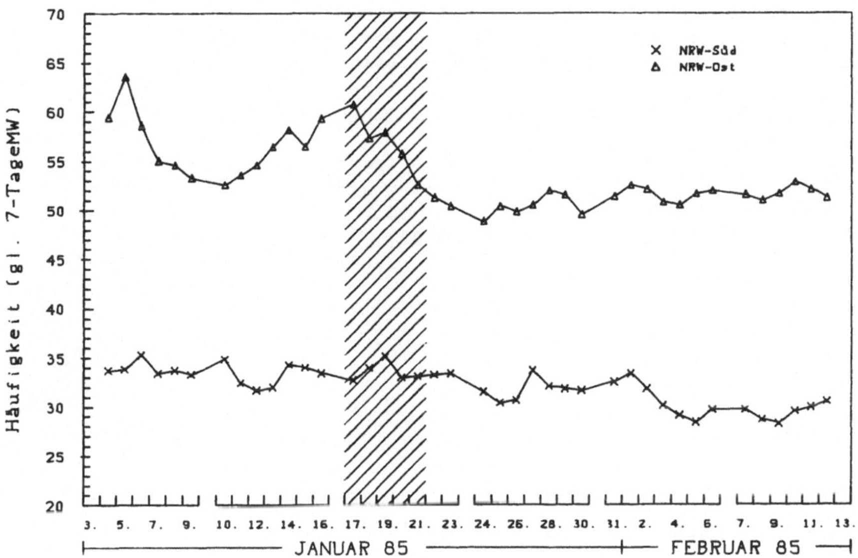

Abbildung 10 : Stationäre Aufnahmen mit Atemwegs-/Herz-Kreislauf-Erkrankungen
in den Nichtbelastungsgebieten (gleitender 7-Tagemittelwert).

5.2 Statistische Analyse

Von besonderem Interesse bei einem räumlichen Vergleich sind die Fragen, ob sich
für die Smogperiode zwischen den belasteten und nichtbelasteten Gebieten ein
Unterschied zeigt und ob dieser in den übrigen Phasen eventuell nicht vorhanden
ist. Da man, wie vorher schon erläutert, nicht die Originaldaten verwenden kann,
werden die auf die ersten beiden Wochen standardisierten Werte benutzt. Die
Daten der drei Belastungsgebiete Smoggebiet II, Smoggebiet I und Köln/Düsseldorf
sowie der beiden nichtbelasteten Gebiete NRW-Süd und NRW-Ost wurden zusammengefaßt.

Die Frage, ob zwischen der Smogwoche bzw. der Nachsmogperiode in den so definierten Gebieten Unterschiede bestehen, kann mit dem Zweistichproben-t-Test
überprüft werden. Da man in den belasteten Gebieten während der Smogphase
höhere Werte erwartet, wird hier die entsprechende einseitige Hypothese getestet. Es lassen sich auf dem 5%-Niveau weder für die Smog- noch für die
Nachsmogphase signifikante Unterschiede zwischen den belasteten und nichtbelasteten Gebieten nachweisen (Tab. 6).

TABELLE 6: Vergleich des Anstiegs der stationären Aufnahmen mit Atemwegs-/
Herz-Kreislauf-Erkrankungen vom Vorsmog zum Smog bzw. Nachsmog zwischen
den Belastungs- und Nichtbelastungsgebieten (Zweistichproben-t-Test)

	Belastungsgebiet		Nichtbelastungsgebiet			
	N	Mittelwert	N	Mittelwert	T	Pr>|T|
Smogphase	57	0.174	36	0.030	1.49	0.07
Nachsmogphase	57	-0.006	36	-0.027	0.25	0.80

6. DISKUSSION

Durch den Vergleich der Aufnahmezahlen in der Vorsmog-, Smog- und Nachsmogphase
können die Effekte innerhalb eines Gebietes beurteilt werden. Ein Einfluß der
Immissionen und des Wetters läßt sich mit der Regressionsanalyse feststellen.
Zum Vergleich zwischen den Gebieten werden die Verläufe der Aufnahmezahlen in
den verschiedenen Gebieten betrachtet.

Der Schwerpunkt der Auswertung sollte wegen der Datenproblematik (keine standardisierten diagnostischen Kriterien, unvollständige Beteiligung, eventuelle
Abhängigkeit der Beobachtungen) auf einer ausführlichen deskriptiven Beschreibung der Daten liegen, insbesondere wenn Subgruppen wie verschiedene Alters-
klassen, Männer oder Frauen, Patienten mit bestimmten Diagnosen untersucht werden. Die statistischen Tests sollten nur für die zusammengefaßten Daten durchgeführt werden, auch um eine zu große Zahl von Tests mit denselben Daten zu vermeiden.

Das dargestellte Auswertungskonzept ist unvollständig. Es sollten z.B. wegen
einer möglichen zeitlichen Verzögerung beim Eintreten der Wirkungen auch
Regressionsrechnungen mit den um einige Tage zurückliegenden Wetter- und Schadstoffdaten durchgeführt werden (Weitere Details hierzu sind in [1] zu finden).
Eine klare Gesamtaussage ist nur möglich, wenn die Anwendung des gleichen Kon-
zeptes auf die anderen Datentypen (ambulante Behandlungen, Einsatz der Rettungsdienste, Behandlung bei niedergelassenen Ärzten, Mortalität) konsistente Ergebnisse liefert.

7. LITERATUR

[1] Wichmann, H.E., Müller, W., Allhoff, P. : Untersuchung der gesundheitlichen
    Auswirkungen der Smogsituation im Januar 1985 in Nordrhein-Westfalen.
    Im Auftrag des Ministers für Arbeit, Gesundheit und Soziales des Landes
    Nordrhein-Westfalen.

Dipl.Stat. G.Schöneberg
Medizinisches Institut für Umwelthygiene an der Universität Düsseldorf
Auf'm Hennekamp 50
4000 Düsseldorf 1

GESUNDHEIT UND UMWELT: AUSGEWÄHLTE ERHEBUNGSVERFAHREN UND EPIDEMIOLOGISCHE METHODEN

E. Schach+, B.-P. Robra*, F.W. Schwartz*

Hochschulrechenzentrum, Universität Dortmund+, Institut für Epidemiologie und Sozialmedizin, Medizinische Hochschule Hannover*

Zusammenfassung

Die Arbeit zeigt einige Aspekte der Datenerhebung und von epidemiologischen Methoden auf, die im Zusammenhang mit der Erforschung und Überwachung von Umweltfaktoren und dem Gesundheitszustand von Bevölkerungen von Bedeutung sind. Neben einer Beschreibung der Trends im Gesundheitszustand der Bevölkerung, die vor allem durch Analysen aus verfügbaren Daten geleistet werden kann, stellen wir drei Erhebungsmethoden vor, die für die Beobachtung von Zusammenhängen von Umwelt und Gesundheit von besonderer Bedeutung sind. Sie stellen Instrumente zur Langzeitbeobachtung dar, die mit den aus Routinedaten beschreibbaren Trends verglichen werden können, im einzelnen aber flexibler sind, da sie einen Personenbezug haben. Es sind dies eine Kohorte der Normalbevölkerung, Beobachtungspraxen und Pathologiekataster.

In einem zweiten Teil werden einige für die Analyse zur Verfügung stehende epidemiologische Methoden kritisch diskutiert. Dabei zeigt sich, daß sich systematische Kenntnisse hinsichtlich des Zusammenhangs von Umweltfaktoren und Gesundheit nur unter Nutzung aller geeigneten, vorhandenen Datenquellen und mit der Ergänzung von derzeit noch nicht verfügbaren Datenkörpern leisten lassen.

Inhalt

A. Einführung. Möglichkeiten der Beobachtung des Gesundheitszustands der Bevölkerung unter dem Gesichtspunkt des Einflußes von Umweltfaktoren.

B. Allgemeines Monitoring der Gesundheit

C. Vorschläge für personenbezogene Erhebungsinstrumente

   1 Kohorte der Normalbevölkerung
   2 Beobachtungspraxen
   3 Patologiekataster

D. Epidemiologische Methoden

   1 Allgemeine Überlegungen
   2 Daten zur Exposition

3 Daten zum Gesundheitzustand

4 Analyse des Zusammenhangs zwischen Umweltfaktoren und Gesundheit

E. Literatur

A. <u>Möglichkeiten der Beobachtung des Gesundheitszustands der Bevölkerung unter dem Gesichtspunkt des Einflußes von Umweltfaktoren.</u>

Die Schwierigkeit einer umweltbezogenen Gesundheitsmessung liegt in den komplexen Zusammenhängen zwischen Einfluß- und Resultatgrößen (wobei beide von Störfaktoren beeinflußt werden können), in der Unspezifität von vorhandenen Expositionsvariablen und verfügbaren Gesundheitsindikatoren und in z.T. langen Latenzeiten zwischen Exposition und erkennbaren Auswirkungen auf den Gesundheitszustand von Personen. Aus diesem Grund sind die Vorschläge für die Beobachtung des Gesundheitszustands unter Umweltgesichtspunkten durch ihre Langfristigkeit und durch möglichst große Flächendeckung charakterisiert. Diese beiden Eigenschaften von Beobachtungsdaten gestatten uns die Analyse zeitlicher Trends und regionaler Unterschiede im Gesundheitszustand von Bevölkerungen im Zusammenhang mit entsprechenden Veränderungen von Umweltindikatoren.

Im Rahmen dieser Überlegungen sind die Begriffe Gesundheit und Umwelt zunächst weit gefaßt. Das ist deshalb notwendig, weil eine enge Beziehung zwischen spezifischen gesundheitsrelevanten Umweltfaktoren und spezifischen Einschränkungen des Gesundheitszustands von Bevölkerungen i.a. nicht besteht. Das bedeutet, daß eine Palette von Umweltfaktoren zu beobachten wären, die insbesondere Einflüsse chemischer, physikalischer Belastungen einschließen und Einflüsse der sozialen Umwelt nicht unberücksichtigt lassen. Für die Beobachtung der Gesundheit von Bevölkerungen sind eine Vielzahl von Indikatoren und Methoden entwickelt worden, die hinsichtlich ihrer Geeignetheit als umweltsensitive Resultatmaße noch weiterer Untersuchungen bedürfen. Unter methodischen Gesichtspunkten sind für eine systematische Darstellung des Zusammenhangs von Umweltfaktoren und Gesundheit für Bevölkerungen die Vorarbeiten bei weitem nicht abgeschlossen. Vorhandene, möglicherweise geeignete Datenquellen zur Untersuchung des Zusammenhangs sind nicht ausreichend zugeschnitten oder weisen methodische Mängel auf, und die Erhebung neuer ist kostspielig und langwierig. Aus diesem Grund können wir uns nur mit ausgewählten instrumentellen und Analyseaspekten beschäftigen, die für die Untersuchung des Zusammenhangs von Umwelteinflüssen und Gesundheit von Bevölkerungen lohnend erscheinen.

B. <u>Allgemeines Monitoring der Gesundheit</u>

Information zum Bereich Umwelt und Gesundheit kann nicht nur aus toxikologischen und epidemiologischen Einzeldaten bestehen, sondern sollte auf die Frage Antwort geben können, wie, angesichts möglicher Gefährdungen aus der Umwelt, die Entwicklung der global verstandenen Gesundheit der Bevölkerung zu bewerten ist. Dazu wäre für die Bundesrepublik Deutschland eine dem heutigen Kenntnistand entsprechende laufende Gesundheitsberichterstattung nötig. Sie könnte sich auf vorhandene Datensammlungen (BMJFG, 1985, Statistisches Bundesamt laufend) stützen und sollte diese hinsichtlich ihrer Relevanz und Eignung sichten, analysieren und interpretieren.

Datenkörper wie Register, Kataster, Routinedaten von Kostenträgern und von Versorgungseinrichtungen sind einschließlich der damit verbundenen Möglichkeiten der Datenverknüpfung (Record Linkage) wichtige Quellen für ein solches Berichtswesen. Weitere Elemente bilden spezielle, periodisch wiederholte Erhebungen in der Bevölkerung.

Diese Datenkörper sind deshalb von Wert, weil nur für eine begrenzte Gruppe von Schadstoffen und Belastungsfaktoren der Einfluß auf die menschliche Gesundheit unter kontrollierten Bedingungen untersucht werden kann. Für niedrig dosierte, langzeitig wirkende oder sporadisch auftretende Belastungen wird der individuelle Nachweis einer möglichen Gesundheitsbeeinträchtigung nur schwer zu führen sein. Daher erscheint die regelmäßige Nutzung von ohnehin laufend anfallenden Routinedaten im Gesundheitswesen für die Beschreibung der Veränderungen des Gesundheitszustands sinnvoll, weil von ihnen abgeleitete Indikatoren erwarten lassen, daß sie die kumulative Wirkung der Einflüsse auf die Gesundheit widerspiegeln, gegenüber geringfügigen Einflüssen jedoch relativ unempfindlich sind. Da diese Datenkörper relativ umfangreich sein können, sind Detailanalysen nach demographischen und Regionalmerkmalen auf ihrer Basis weniger begrenzt als gezielte, zeitlich begrenzte Studien.

Ziel eines allgemeinen Monitorings sollte es daher sein, den Gesundheitszustand der Gesamtbevölkerung in ausreichender zeitlicher, räumlicher und räumlich-zeitlicher Gliederung zu beschreiben, um insbesondere Größenordnungen, Schwankungsbreiten und Trends von Raten für die Gesamtbevölkerung oder ihrer Untergruppen (nach Alter, Geschlecht, Region) bereitstellen zu können. Durch den Vergleich mit diesen Grundraten können außergewöhnlich hohe/niedrige Raten in Regionen oder für Personengruppen entdeckt werden.

Um dieses leisten zu können, sollte ein erster Bericht über die Gesundheit der Bürger der Bundesrepublik Deutschland sollte sich mit folgenden <u>Themen</u> befassen (Schach, 1985):

Bevölkerungsmerkmale

   - Hier sollten Bevölkerungsgröße, -entwicklung und -struktur nach Alter, Geschlecht, Familienstand beschrieben werden. Die Lebenswerwartung nach Alter und Geschlecht wird dargestellt.

Individuelle Determinanten von Gesundheit

- Da die Gesundheit der Bevölkerung durch individuelle Verhaltensfaktoren beeinflußt wird, werden hier Faktoren, die die Gesundheit positiv beeinflussen, (wie
z.B. Bewegung, Teilnahme an Präventionsmaßnahmen) und solche, die sie negativ bein-
flussen, (wie z.B. Rauchen, Alkoholkonsum, Unfälle und Gewalteinwirkungen) dargestellt. Diese Variablen können den Zusammenhang zwischen Umweltfaktoren und Gesundheitszustand von Bevölkerungen beeinflussen und sollten in solchen Analysen daher
als 'Störfaktoren' berücksichtigt werden.

Ausgewählte Gesundheitsmaße

- Hierzu gehören Statistiken über Funktionseinschränkungen, Befindlichkeitsstörungen, Krankheiten und Todesursachen; vermeidbare Krankheits- und Todesfälle in
der Bevvölkerung, über ausgewählte Einzelkrankheiten und Maße zur positiven Gesundheit (Wilkins and Adams, 1978).

- Die Mortalität wird nach Alter, Geschlecht, Bundesländern oder kleineren
geographischen Untergliederungen, mit ihrem zeitlichen Trend und nach Todesursachen
aufgegliedert, gezeigt. Von Bedeutung ist hier auch eine Darstellung der Mortalität
für Jahrgangskohorten (Rohra und Brecht, 1984). Soweit vorhanden, gehört hierher
die Darstellung von Krankheitsindikatoren und solchen für Funktionseinschränkungen
oder Befindlichkeitsstörungen für die Gesamtbevölkerung, die durch Meldepflicht, in
Registern (Krebs) oder in landesweiten, bevölkerungsrepräsentativen Erhebungen erfaßt werden. Zusätzlich werden die in der ambulanten Praxis und im Krankenhaus
behandelten Kranken nach Alter, Geschlecht und Kontaktanlaß oder nach Entlassungs-
diagnosen und im zeitlichen Verlauf beschrieben. Die Notwendigkeit einer solchen
Darstellung wird im Zusammenhang mit der Beurteilung der gesundheitlichen Bedeutung
der Smogsituation im Ruhrgebiet 1985 besonders deutlich. Zum Zeitpunkt der Analyse
lagen Vergleichsdaten weder aus nicht belasteten Gebieten noch aus einer Zeit vor
dem Smog für das Belastungsgebiet vor, was die Möglichkeiten, Schlußfolgerungen aus
der Situation zu ziehen, beträchtlich einschränkt (Wichmann, Müller, Allhoff, et
al., 1986).

- Zur Bestimmung des Umfangs von '<u>vermeidbaren</u> <u>Krankheiten</u> <u>oder</u> <u>Todesfällen</u>'
erscheint es möglich, mit wenigen, häufig besetzten Krankheitsgruppen zu beginnen.
Es handelt sich dabei um Krankheiten, die nach internationalem Konsens, nicht mehr
stattfinden sollten. Treten sie dennoch auf, so sollte untersucht werden, worauf
dies zurückzuführen ist (Rutstein, Mullan, Frazier, et. al., 1984. Von besonderem
Interesse sind in diesem Zusammenhang die umweltbedingten vermeidbaren Krankheitsfälle).

Ein Beispiel für eine Krankheitsgruppe mit veränderbarer Morbidität und Mortalität
sind die berufsbedingten Lungenkrankheiten, deren merkliche Verminderung sich ameri-

kanische Behörden und Forscher vorgenommen haben. Sie sind, nach Auffassung einer Expertengruppe, entweder vermeidbar oder behandelbar. Daher könnte auch in der Bundesrepublik Deutschland mit gezielter Suche nach Personen mit solchen Krankheiten begonnen und diese einer Behandlung zugeführt werden. Diese Suche müßte dazu genutzt werden, daß die Größenordnung des Problems der berufsbedingten Lungenerkrankungen bestimmt wird. Diese und die Verteilung der Personen auf Berufe, Insdustriezweige und Regionen gäbe Hinweise auf Art und Ausmaß der notwendigen präventiven Maßnahmen, um die vermeidbaren Krankheitsfälle dieser Krankheitsgruppe in Zukunft zu reduzieren. Eine gezielte Verfolgung dieser Einzelkrankheiten hätte auch den Vorteil, daß starke regionale Erhöhungen oder langzeitliche Veränderungen ihrer Raten die Möglichkeit schüfen, sie auch auf ihre Umweltbedingtheit hin untersuchen zu können.

Die Inanspruchnahme von Leistungen des Gesundheitswesens

- Hier sollten Umfang, Art, Verteilung der Inanspruchnahme des Gesundheitswesens der Bevölkerung der Bundesrepublik Deutschland anhand von Daten aus den wichtigsten Versorgungsbereichen dargestellt werden. Eine solche Darstellung ist wegen des Mangels an bevölkerungsweiten, repräsentativen, personenbezogenen Daten für die Bundesrepublik Deutschland nur begrenzt möglich. Für die Erfassung von Umwelteinflüssen ist der Weg über die Inanspruchnahme von Leistungen des Gesundheitswesens wichtig, denn Warnzeichen und Verbreitungsgrad umweltbezoger Symptome oder Krankheiten könnten auf diese Weise relativ vollständig (denn etwa 90% der Bevölkerung werden im Laufe eines Jahres im ambulanten medizinischen Sektor versorgt) erfaßt werden.

Die Ressourcen des Gesundheitswesens

- Dieser Abschnitt befaßt sich mit den personellen und finanziellen Ressourcen des Gesundheitswesens (wie Personal, Betten, Einrichtungen), deren regionaler Verteilung, Struktur und ihrer Finanzierung. Unter Umweltgesichtspunkten wichtige Ressourcen, Neuinvestitionen oder Maßnahmen, wie z.B. solche zur Verringerung der Schadstoffanteile der Luft sollten in diesem Zusammenhang scherpunktmäßig dargestellt werden. Auch finden hier MAßnahmen Eingang, die zur Verringerung umweltbezogener, vermeidbarer Krankheiten Anwendung finden.

Weitere, die Gesundheit beeinflussende, Faktoren

- In diesem Teil muß Information aus sehr unterschiedlichen Bereichen zusammengetragen und in Bezug auf ihren erwarteten Einfluß auf die Gesundheit der Deutschen untersucht werden. Dazu gehören insbesondere solche Größen, die als Störvariable im Zusammenhang von Umwelt und Gesundheit wichtig sind, wie z.B. regionale Tätigkeits- und Wirtschaftsstrukturen bei ökologischen Analysen nach Gebieten.

Der wesentliche Beitrag des allgemeinen Monitorings der Gesundheit der Bevölkerung besteht also darin, das Niveau des Gesundheitszustands einschließlich dessen üblicher Schwankungen zu beschreiben. Diese Beschreibung ist notwendige, aber nicht hinreichende Bedingung für die Überführung von Umweltfaktoren, denn sie stellt das nötige Ausgangsmaterial für die Auffindung außergewöhnlicher Schwankungen im Material und das notwendige Kontrollmaterial zur Beurteilung von Ergebnissen von Spezialstudien zur Beziehung von Umweltfaktoren und Gesundheit zur Verfügung. Sie trägt damit eine wesentliche Komponente bei, die zur Untersuchung von Umweltfaktoren und Gesundheit unerläßlich ist. Jedoch sind nach der Findung verdächtiger Umweltfaktoren gezielte epidemiologische Studien nötig, um möglicherweise verdächtige Umweltfaktoren als tatsächlich verdächtig zu sichern.

C. Vorschläge für Erhebungsinstrumente

Unter den relevanten Erhebungsmethoden für den Arbeitsbereich Umwelt und Gesundheit werden hier drei beispielhaft herausgegriffen. Sie stellen bereits erprobte Erhebungsmethoden dar und beziehen sich alle auf die Erfassung und Beschreibung des Gesundheitszustands. Ihnen ist gemeinsam, daß sie langzeitig prospektiv die Beobachtung von Gruppen der Bevölkerung und ihrer Krankheitsmerkmale anstreben. Solche Erhebungen würden jene Datensammlungen günstig ergänzen, die routinemäßig in großer Menge anfallen (z.B. Daten aus der Krankenversicherung) und die sich in ihrer heutigen Form besonders für Querschnittsanalysen eignen.

C.1 Kohorte der Normalbevölkerung

Es wird eine Gruppe aus der Normalbevölkerung gebildet, um deren Gesundheitszustand regelmäßig zu beobachten und über diesen standardisiert und regelmäßig zu berichten. Zu denken wäre beispielsweise an eine Bevölkerungsgruppe aus 15- bis 80-jährigen Personen, die in regelmäßigen Abständen um Probanden der unteren Altersgruppen ergänzt werden könnte. Wenn sie über längere Zeiträume verfolgt würde, kann sie dazu dienen, langzeitliche Veränderungen im Gesundheitszustand der Bevölkerung zu beschreiben. Sie kann auch als Referenzgruppe für umweltbezogene Fall-Kontrollstudien benutzt werden.

Aussagen zum Gesundheitsrisiko durch spezifische Expositionen können in Ihrer Bedeutung für die Gesundheit beurteilt werden, wenn sie sich auf folgende quantitative Angaben stützen können:

 - Verbreitung der Exposition in der Bevölkerung

 - Verbreitung von Gesundheitsstörungen und deren Schweregrad in der Bevölkerung, die mit der Exposition spezifisch assoziiert sind,

- Verbreitung von Gesundheitsstörungen und deren Schweregrad, die mit der Exposition nicht spezifisch assoziiert sind, einschließlich subjektiver Befindlichkeitsstörungen in der Bevölkerung.

Auswahl und Pflege der Kohorte

Bei der Auswahl der Probanden ist die Wahl zwischen motivierten Freiwilligen und einer schwieriger zu pflegenden Bevölkerungsstichprobe zu treffen, wobei letztere aus Gründen der Repräsentativität und erstere aus Gründen der erhöhten Responserate zu bevorzugen wäre. Um eine Querschnittsrepräsentativität zu gewissen Zeitpunkten erreichbar zu machen, sollte die Zusammensetzung der Kohorte zu Volkszählungszeitpunkten bestimmt werden, um notwendige Bevölkerungsergänzungen zu ermöglichen. Einen Kompromiß zwischen einer Querschnittsrepräsentativität und einer begrenzten Längsschnittlichkeit stellt die Methodik des Mikrozensus dar. Die Probanden bleiben vier Jahre hintereinander in der Erhebung und werden dann durch andere ersetzt.

Steht anderweitiges Material zum Gesundheitszustand zur Verfügung (z.B. aus Registern), so kann es vorteilhaft sein, die Datenerhebung auf ausgewählte Regionen zu beschränken. Unter Nutzung verschiedener Erhebungsmethoden für den Gesundheitszustand verfahren die MONICA-Register so in international ausgewählten, definierten Regionen.

Erhebungsinhalte und -instrumente

Eine Repräsentativerhebung über den Gesundheitszustand der Bevölkerung kann sich auf ausländische Vorbilder (Health Interview Survey und Health and Nutrition Examination Survey des National Center for Health Statistics der U.S.A.) und auf Vorarbeiten, die für den Erhebungsteil der Deutschen Herz-Kreislauf-Präventionsstudie (DHP) geleistet wurden, stützen. Um die Flexibilität zu erhöhen, brauchen nicht immer alle Fragen von allen Probanden einer Erhebungsrunde beantwortet zu werden. Ein fester Kern wiederkehrender Merkmale kann jeweils um einen Kranz wechselnder Thematiken ergänzt werden. Neben anamnestischen Daten zu spezifischen Expositionen in Beruf oder Haushalt lassen sich Angaben zu nicht zu weit zurückliegenden Vorerkrankungen und zum gegenwärtigen Gesundheitszustand erheben und darüber, ob gesundheitliche Störungen zur Inanspruchnahme von Leistungen des Gesundheitswesens geführt haben.

In den bekannten Bevölkerungserhebungen zur Gesundheit werden eine Vielzahl von Methoden zur Erhebung des Gesundheitszustands verwandt (z.B. Sickness Impact Profile, Functional Status Index, Activity of Daily Living, Functional Assessment Inventory, OECD-Index). Die U.S. Erhebungen fragen nach Einschränkung der üblichen Aktivität, nach Bettlägerichkeit durch Krankheit und nach Krankenhausaufenthalten. Auch für die Erhebung von Risikofaktoren, wie Ernährungsgewohnheiten, Rauchen und körperlicher Aktivität sind Instrumente entwickelt und angewandt worden. Welchen dieser zahlreichen Erhebungsmethoden im Zusammenhang mit Umwelt und Gesundheit besondere Bedeutung zukommt, bedarf der gezielten Prüfung.

In Abstimmung mit den durch Befragungen gewonnen Daten erscheint es machbar, auch Proben zu entnehmen, z.B. von den Probanden (Haare, Nägel, Speichel, Zähne von Kindern) oder von den Haushalten (Wasserprobe ab Hahn).

Diese Erweiterung um eine Probenentnahme leitet über zum Untersuchung-Survey, d.h. der Einladung an die Probanden, sich an einer körperlichen Untersuchung zu beteiligen. Während die körperliche Untersuchung notwendig auf wenige, akzeptable Parameter beschränkt bleiben muß (z.B. Größe, Gewicht, Blutdruck, Lungenfunktion, Urin, evtl. Tonometrie, Gehörprüfung, EKG, Muskelkraft, und verschiedene neurologische Funktionsprüfungen),ist aus einer Blutprobe ein breites Spektrum von Befunden möglich, die noch dadurch erweitert werden, daß Teile des Materials tiefgefroren gelagert werden können. Im Rahmen des Evaluationskonzeptes der DHP-Studie wird eine Unterstichprobe der Probanden körperlich untersucht. Der Wert dieser Repräsentativerhebung steigt deutlich, wenn sie mit den Befragunsdaten verbunden wird und wenn (mit Zustimmung der Betroffenen) ein späteres Follow-up des Vitalstatus und einiger wichtiger Krankheiten erreicht wird.

C.2 Beobachtungspraxen

Beobachtungspraxen stellen eine wichtige Ergänzung zu den heute zur Verfügung stehenden Datenquellen des Gesundheitswesens dar. Dies gilt insbesondere für den Forschungsbereich Umwelt und Gesundheit, denn die aus Routinedaten der Kostenträger bestehenden Quellen beschreiben Art und Struktur der Krankheitslast der Bevölkerung noch relativ grob, stark aggregiert und nur insofern als sie für deren Aufgaben von Wichtigkeit ist. Beobachtungspraxen bieten die Möglichkeit, die Krankheitslast der Bevölkerung in standardisierter Weise, für Einzelpersonen und in ihren Vor- und Frühformen zu erheben. Daneben kann dieses Instrument die Sensibilität der Praxisinhaber für mögliche umweltbezogene Spontanbeobachtungen erhöhen. Die Einschränkung, daß die Praxen nur die Krankheitszustände der sie in Anspruch nehmenden Bevölkerung berichten können, ist zwar richtig, wiegt aber nicht schwer, da innerhalb eines Jahres etwa 90% der Anspruchsbvevölkerung mindestens einen Arzt in der ambulanten Versorgung aufsuchen. Es wird angenommen, daß sich dieser Prozentsatz innerhalb von 2 Jahren auf 95% erhöht. Diese Erhebungsmethode bietet daher folgende Möglichkeiten:

- Registrierung von Personen mit bekannten oder vermuteten umweltbedingten Krankheiten,

- Überwachung der Gesundheitszustände von Exponierten,

- Rückverfolgung von Personengruppen, die sicher umweltbedingte Krankheiten aufweisen und Untersuchung ihrer Umweltbelastungen,

- Aussagen über den Gesundheiszustand der das Gesundheitswesen inanspruchnehmenden Bevölkerung,

- Überwachung der Gesundheit von gefährdeten Bevölkerungsgruppen (Kinder, Schwangere),

- Erfassung der über den Gesundheitszustand hinausgehenden Beeinträchtigungen des Gesundheitszustands von Exponierten,

- Erfassung von Störvariablen für ausgewählte Thematiken.

Ein Netz von Beobachtungspraxen

Das Instrumentarium der Beobachtungspraxen kann, wenn entsprechend gestaltet, für den Bereich von Umwelt und Gesundheit eine große Bedeutung erlangen. Das ist der Fall, weil sie flächendeckend und repräsentativ zusammengestellt, flexibel Themen zum Berichten aufgreifen, Erhebungsverfahren standardisiert verwenden und Krankheitsbilder in Kombination mit physiologischen und psychophysischen Parametern und ausgewählten Hintergrundvariablen beschreiben können. Außerdem kann aus ausländischen Erfahrungen mit diesem Intrumentarium gelernt werden (Foundation of the Netherlands Institute of General Practice, 1983).

Beobachtungspraxen eignen sich wegen der folgenden Möglichkeiten besonders für Erhebungen im Zusammenhang mit Umwelt und Gesundheit:

- Feststellung kumulativer Effekte von Einwirkungen auf die Gesundheit, die örtlich, zeitlich oder bei Personen gehäuft auftreten. Eine systematische, regelmäßige Zusammenfassung von Daten dieser Art kann auf außergewöhnliche Häufungen hinweisen, die dann weiter verfolgt werden und Hinweise auf umweltbezogene Belastungen liefern könnten. So entdeckten die Beobachtungspraxen der U.S.A. eine Grippeepidemie 3 Wochen früher als das eigentlich mit dieser Aufgabe betraute Center for Disease Control.

- Charakteristisch für den Arbeitsbereich Umwelt und Gesundheit ist weiter die Möglichkeit der Erhärtung von Verdachtsanzeichen und -diagnosen durch eingehende körperliche Untersuchungen, Entnahme von Untersuchungsmaterial, gezielte anamnestische Fragen und Laboruntersuchungen. Diese Eigenschaft von Praxisdaten ist wichtig für die schrittweise Erhärtung von Verdachtstatbeständen. Für die Erhellung der komplexen Zusammenhänge zwischen Umwelt und Gesundheit ist diese Eigenschaft eine wichtige Voraussetzung.

- Standardisierung der Erhebungstatbestände durch vorherige Vereinbarung, Festlegung der registrierfähigen Anzeichen und durch Absprache über die Abklärungsverfahren.

- Möglichkeit der langfristigen Überwachung des Gesundheitszustands von bekannt Exponierten. Das erscheint deshalb durch Beobachtungspraxen praktisch realisierbar, weil die Inanspruchnahme von Primärärzten (Allgemeinmediziner, Internisten, Pädiater, Gynäkologen) durch die Bevölkerung im Jahr sehr hoch ist und daher erwartet werden kann, daß auch definierte Gruppen von Exponierten im Rahmen der ambulanten Versorgung gut erfaßbar sind.

- Erhebung von nur grob definierten, sporadisch auftretenden oder bedrohlichen Zuständen, wie z.B. von möglichen Arzneimittelnebenwirkungen oder Auswirkungen von Vergiftungen, insbesondere von solchen Zuständen, die nicht bereits in organisierten Berichtssystemen erfaßt werden.

- Erhebung von bereits als mögliche Indikatoren für Umweltbelastungen anerkannten Krankheits- oder Symtomkomplexen bei Personen auf Dauer (sog. Sentinels), wie z.B. von ausgewählten Allergien.

Von der Palette von Tatbeständen, die auf eine umweltbezogene Belastung der Gesundheit hinweisen, kann somit in Beobachtungspraxen ein breites Spektrum erfaßt werden. Das sind sowohl sporadisch auftretende Ereignisse, die Warnzeichencharakter haben können, als auch bereits als umweltbezogen anerkannte Krankheitsindikatoren.

Methodische Aspekte

Ein flächendeckendes Netz von Beobachtungspraxen kann so organisiert werden, daß wöchentlich Berichte über vorher vereinbarte Sachverhalte an eine zentrale Stelle berichtet werden. Diese Stelle verdichtet die Daten, analysiert sie, schätzt Inzidenz- und Prävalenzraten und untersucht diese auf außergewöhnliche Größenordnungen, Schwankungen oder Trends. Bei entsprechender methodischer Ausgestaltung kann ein solches Netz folgendes leisten:

- Schätzung von Inzidenz- und Prävalenzraten für ausgewählte Krankheitszustände. Dafür müssen die Nenner dieser Raten bestimmbar sein. Das kann in der Bundesrepublik Deutschland durch einen Bezug auf die Bevölkerung einer Region oder möglicherweise mit Hilfe von analytischen Methoden der Nennerschätzung pro Praxis (Schach, Urfer, Kristiansen, 1986) geschehen.

- Schätzung der zeitlichen (wöchentlichen oder quartalsweisen) Schwankungen von Inzidenzraten. Abweichungen von gewohnten Größenordnungen kann dann unmittelbar nachgegangen werden.

- Untersuchung der Inzidenz auf örtliche Schwankungen. Dabei sind plötzliche oder über den bereits bekannten Schwankungsbereich hinausgehende Inzidenzraten von besonderem Interesse.

- Untersuchung spezifischer Inzidenzraten für ausgewählte Personengruppen und Prüfung, ob die geschätzten Raten entsprechend der erwarteten Größenordnung ausfallen.

- Schätzung der Abnahme oder Zunahme von sehr seltenen Ereignissen aus einem internationalen Netz von Beobachtungspraxen durch Zusammenfassung der Beobachtungen, die nach einheitlichen Regeln erhoben wurden.

Voraussetzungen für solche Schätzungen sind die Standardisierung von Erhebungsvorgängen, -definitionen, und tatbetänden innerhalb eines Netzes und eventuell auch im internationalen Rahmen, die Definition der Nennerbevölkerung (die in der Bundesrepublik schwieriger ist als z.B. in den Niederlanden) und eine Beteiligung der mitarbeitenden Mediziner an der Bestimmung der Erhebungsinhalte, damit für eine längere Frist ein ausreichender Berichtsumfang bei guten Beteiligungsraten aufrecht erhalten werden kann.

Für seltene Ereignisse kann das Problem zu kleiner Fallzahlen auftreten, für räumlich konzentriert auftretende Ereignisse kann ein weitmaschiges Netz von Praxen ungeignet sein. Es ist aber nicht ausgeschlossen, daß Beobachtungspraxen die Aufmerksamkeit schärfen und als Folge davon seltene Ereignisse relativ vollständig berichtet werden.

C.3 Pathologiekataster

Wir bezeichnen als Kataster ein Verzeichnis von Fällen oder Befunden, welches ohne einen streng definierten Bevölkerungsbezug arbeitet, für die Dokumentation der Fälle jedoch feste Regeln verwendet. Ein Pathologiekataster ergänzt die Langfristdatenquellen zum Gesundheitszustand hinsichtlich der Verbreitung von Schadstoffen in Knochen, Geweben, Körperflüssigkeiten, ob sie nun zu krankhaften Veränderungen geführt haben oder nicht. Außerdem kann der Grad der Schädigung klassifiziert werden. Ein Pathologiekataster ist eine Einrichtung, die Krankheitsereignisse und Befunde aufgrund von Sektionen oder von an Lebenden entnommenen Körperflüssigkeiten unter bestimmten Ordnungsbegriffen speichert. Höpker (1985) hat mit dem Aufbau eines 'Obduktionsregisters' (hier wegen des Fehlens des strikten Bevölkerungsbezugs als Kataster bezeichnet) für die Bundesrepublik Deutschland einschließlich West-Berlins begonnen. Die Bereitschaft zur Mitarbeit an diesem Projekt von Seiten der pathologischen Institute ist beinahe 100%.

Der Nutzen eines derartigen Katasters ist vielfältig:

- Daten über den natürlichen Verlauf von Krankheiten und ihrer Vorstadien können zur Verfügung gestellt werden,

- unerwartete Nebenbefunde bei bekannter Exposition können aufgedeckt werden,

- die Grundhäufigkeit bestimmter seltener Ereignisse kann bei genügend langer Laufzeit abgeschätzt werden,

- Organproben können bei vermuteter oder bekannter Exposition entnommen werden,

- Expositionsresiduen in Geweben lassen sich mit der Todesursache in Beziehung setzen,

- Expositionsresiduen lassen sich nach regionaler Belastung analysieren,

- die Verwendung internationaler Nomenklaturen ermöglicht die Zusammenarbeit mit vergleichbaren Katastern anderer Länder.

Die starke <u>Selektion</u> der Obduktionen wird als entscheidender Nachteil von zentralisierten Katastern dieser Art gewertet. Diese lassen sich z.T. beschreiben.

Methodische Probleme bestehen noch hinsichtlich:

- der Bedeutung von Selektionseinflüssen für ausgewählte Parameter,

- der Erarbeitung und Standardisierung morphologischer, zytologischer, histologischer u.a. Parameter einschließlich von Meß- und Dokumentationsverfahren, die Umwelteinwirkungen an Organen und Geweben sensitiv, spezifisch und zuverlässig abbilden; Standards für Probenentnahmen und Aufbereitungstechniken,

- des Erfassens von Expositionsangaben,

-der Sicherung dauernder und hoher Mitarbeitsbereitschaft pathologischer Institute,

- der Lösung datenschutzrechtlicher Probleme.

Selektionseinflüsse sind bei einer Reihe von Fragestellungen weniger bedeutsam. Das gilt für solche, bei denen der zur Sektion führende Hauptbefund das Vorkommen von Nebenbefunden wenig beeinflußt, die unter Umweltgesichtspunkten von Interesse sind. Ein Beispiel sind tödliche Verkehrsunfälle (Ausnahme solche Untersuchungsthemen, die mit hohem Alkoholgenuß einhergehen, der bei solchen Verkehrunfällen vermehrt erwartet wird). Erwartet werden folgende Unterschiede in den Selektionseinflüssen:

- niedrige Selektionseinflüsse bei Föten, Neugeborenen, Kindern, Jugendlichen, jugen Erwachsenen, Personen mit perakut verlaufenden tödlichen Erkrankungen,

- hohe Selektionseinflüsse bei Erwachsenen mit zunehmendem Alter, Personen mit langen, gut bekannten chronischen Erkrankungen (z.B. Krebs, Zustand nach Schlaganfall, chronisch verlaufende Myokarderkrankungen),

- unklare Selektionseinflüsse bei Angehörigen unterschiedlicher sozialer Schichten.

Einzelbeobachtungen in der Pathologie bzw. an klinischen Kollektiven gewönnen an Wert, wenn Referenzwerte für große Bevölkerungsgruppen hinsichtlich wichtiger Grundbelastungen in menschlichen Geweben vorlägen (Haare, Nägel, Zähne, Knochen, Herz, Skelettmuskel, Aorta, Fettgewebe, Niere, Leber, Milz, Lunge, Serum u.a.). Zu dokumentieren wären alle Schwermetalle, aber auch andere chemische Stoffe mit langfristiger Affinität zu bestimmten Geweben.

D. Epidemiologische Methoden

D.1 Allgemeine Überlegungen

Bei der Erforschung des Zusammenhangs von Umweltfaktoren und Gesundheit muß von komplexen Modellansätzen ausgegangen werden. Das ist deshalb der Fall, weil der Zusammenhang in epidemiologischen Studien meistens nicht unter Ceteris-paribus-Bedingungen (d.h. unter Gleichhaltung aller außer den Studienvariablen) vorgenommen werden kann. Sowohl Umweltfaktoren als auch Gesundheitsindikatoren unterliegen zahlreichen Einflüssen, die in einer Studie kaum alle zu beobachten oder zu kontrollieren sind. Daher ist die Durchführung solcher Studien und die Interpretation der Ergebnisse eine schwierige Aufgabe, die vor allem darauf gerichtet ist, Fehlinterpretationen auszuschließen.

Bei der Datenerhebung ist jene zur Exposition (Einflußgröße) und jene zum Gesundheitszustand (Resultatvariable) zu unterscheiden. Eine Verknüpfung zur Person ist innerhalb eines Datenkörpers wünschenswert, aber nicht unverzichtbar. Daten können für Einzelpersonen oder für Gruppen von Personen erhoben werden. Letztere werden als ökologische Daten bezeichnet. Sowohl Daten zur Person als auch Daten für Gruppen können durch geeignete andere Daten erweitert werden, wenn diese mit jenen verbunden werden (Linkage) können.

Mögliche Studientypen zur Analyse des Zusammenhangs zwischen Exposition und Gesundheitszustand unterteilen wir in: ökologische und personenbezogene (Fall-Kontroll-, Querschnitts-, Prospektive Studien) Studien.

D.2. Daten zur Exposition

Ökologische Daten

In vielen Bereichen der Arbeitswelt liegen Meßwerte über Expositionen für Gruppen von Beschäftigten vor. Ähnlich strukturierte, wenn auch in ihrer Repräsentativität für die Gesamtbevölkerung begrenzte, Daten erhalten wir auch aus Luftüberwachungssystemen und anderen Meßnetzen (Boden-, Schlamm-, Lebensmittelproben).

Neben der räumlichen stellt sich auch die Frage der zeitlichen Repräsentativität solcher Expositionsmessungen (Trends, zeitliche Schwankungen). Meßzeitpunkte sollten daher so gewählt werden, daß sie Trends und Schwankungen der Exposition wiederspiegeln. Angesichts sehr langer Latenzzeiten bei vielen chronischen Erkrankungen ist bezüglich der Erfassung von Dauer und Intensität der Exposition allerdings nur noch eine ordinale Skalierung möglich.

Expositionsdaten zur Person

In personenbezogenen Studien werden Expositionsdaten zur Person erfaßt. Diese stellen im einfachsten Fall wieder nur eine Zugehörigkeit zu mehr oder weniger belasteten Gruppenn fest. Wegen der Notwendigkeit, stets neue Fragen nach früheren Expositionen beantworten zu müssen, über die keine Meßreihen existieren, erscheint die Klassifikation nach Tätigkeitsmerkmalen auch weiterhin sinnvoll. Hieraus können Belastungsprofile für spezifische Tätigkeiten angelegt und fortgeschrieben werden. Ein funktionierendes personenbezogenes Expositionsregister verlangt das Führen individueller Expositionskarten oder das Mitführen persönlicher Meßfühler, wie sie z.B. für Röntgenpersonal vorgeschrieben sind.

Eine regelmäßige betriebsärztliche Überwachung und Dokumentation der Befunde kann für Berufstätige Daten zur Berufsanamnese, Messwerte zur persönlichen Belastung und Daten zum Gesundheitszustand liefern. §47 des Bundesemmissionsschutzgesetztes gibt eine gesetzliche Grundlage für die Aufstellung von Wirkungskatastern. Auch der Mikrozensus hat eine gesetzliche Grundlage. Fragen zu den Rauchgewohnheiten als der wichtigsten Exposition überhaupt, wurden darin schon gestellt. Für ökologische Analysen wäre zu prüfen, in welcher räumlichen Gliederung Daten des Mikrozensus noch Aussagen erlauben.

Eine Reihe von weiteren Variablen dürfen in einer Analyse zum Zusammenhang von Umweltfaktoren und Gesundheit nicht fehlen. Es sind dies die Gruppen der prädisponierenden (Alter, Geschlecht), der die Beziehung weiter beeinflussenden (Schichtarbeit) und der Kontrollvariablen (Rauchen).

D.3. Daten zum Gesundheitszustand

Aus epidemiologischer Sicht werden Gesundheitsstörungen determiniert durch genetische Voraussetzungen, durch besondere Einflüsse des Krankheitserregers und durch Umwelteinflüsse. Selbst eindeutig genetisch determinierte Krankheiten, wie die Phenylketonurie, sind offen für modifizierende Einflüsse aus der sozialen Umwelt und der medizinischen Versorgung.

Beoachtungsstudien an Menschen stellen neben Labor und Klinik unverzichtbare Daten zur Entdeckung, Verifizierung und Quantifizierung von Gesundheitsstörungen dar. Es lassen sich hier geplante Studien und solche auf der Basis von Sekundärmaterial unterscheiden. Sie ziehen Information aus natürlich vorkommenden Unterschieden in den Lebensbedingungen der Menschen (z.B. aus der unterschiedlichen Qualität des Trinkwassers oder der Luft) oder versuchen, 'natürliche Experimente' (Kernkraftunglück von Tschernobyl im April 1986) in ihren Auswirkungen zu untersuchen.

Zur Bearbeitung von Umweltfragen sollte zunächst auf dauernd anfallende Daten zum Gesundheitszustand zurückgegriffen werden, wenn ihre Qualität das zuläßt. Dafür müßten diese Daten zumindest kleinräumig, wenn nicht individuenbezogen, über längere Zeiträume zur Verfügung stehen, um die für Sekundäranalysen notwendige Analyseflexibilität zu gewährleisten. Es ist zu prüfen, ob diese Daten gezielt durch andere Quellen angereichert werden können (Record Linkage).

Eine bisher in der Bundesrepublik nicht verfügbare Datenquelle mit vielfacher Nutzungsmöglichkeit stellt der zentrale Nachweis von Todesbescheinigungen dar. Er würde die amtliche Todesursachenstatistik auf personenbezogener Ebene verfügbar machen und den Ersteinstieg zu Analysen auf dem Gebiet von Umwelt und Gesundheit sehr erleichtern.

Zur Erhebung verschiedener Aspekte der Morbidität sind zahlreiche Erhebungsverfahren entwickelt worden. Unter den Erhebungsinstrumenten zur Erfassung bestimmter gut zu definierender Krankheitsbilder ragen wegen ihrer Institutionalisierung oder wegen ihrer gesetzlichen Grundlage die Krankheitsregister heraus. Daten aus Meldeverfahren (in der Bundesrepublik z.B. Mißbildungen) auf gesetzlicher Grundlage können die Qualität von Registerdaten erlangen, wenn ihre Vollständigkeit und Standardisierung ein hohes Niveau erreichen. Beide Datenerhebungsverfahren sind auf den Abgleich mit anderen Datenquellen (z.B. Todesursachenstatistik) oder Zusatzerhebungen (zum Erhalt von Risikifaktoren) angewiesen, um ihre Vollständigkeit zu erhöhen.

Ein sehr flexibles Instrument zur Erhebung von persönlichen Risikofaktoren (wie Rauchen) und der selbst eingeschätzten Gesundheit ist die Befragung. Bevölkerungserhebungen mit diesem Ziel wurden in den U.S.A. (Health Interview Survey) entwickelt und seit neuestem auch in der Bundesrepublik Deutschland eingesetzt (Deutsche Herz-Kreislauf-Präventionsstudie). Wird eine solche Erhebung mit körperlichen Untersu-

chungen kombiniert, so können Befragungs- und Untersuchungsergebnisse gemeinsam zu
einer Beschreibung des Gesundheitszustands dienen. Für spezielle Umweltfragen können
solche Erhebungen um Erhebungsteile für besonders gefährdete Bevölkerungsgruppen
ergänzt werden.

Die Beobachtung der Gesundheit von Arbeitnehmern ist ein besonders wichtiger Beitrag
zur Erkennung von Umweltrisiken. Das Ausmaß der Exposition gegenüber verschiedenen
Chemikalien kann am Arbeitsplatz um Größenordnungen höher sein als anderswo. Für die
Sammlung an Daten stehen z. B. die Screeninguntersuchungen der Berufsgenossenschaften zur Verfügung.

D.4. Analyse des Zusammenhangs zwischen Exposition und Gesundheit

Bei diesen Analysen kann man solche, die Zusammenhänge beschreiben, von solchen
unterscheiden, die versuchen, eine Kausalität nachzuweisen.

Bei den beschreibenden Zusammenhangsanalysen sind solche vergleichsweise einfacher,
die durch eine starke Assoziation zwischen Exposition und Gesundheitszustand charakterisiert sind, denn es ist zu erwarten, daß ihnen zumindest die Entdeckung des
Zusammenhangs gelingt. Zusammenhänge mit schwachen, stark verzögerten oder schwer
meßbaren Beziehungen sind mit Hilfe epidemiologischer Studien schwieriger entdeck-
bar.

Für alle Arten von epidemiologischen Analysen sind zahlreiche systematische Fehlermöglichkeiten gegeben, deren Einfluß auf das Studienresultat nach Möglichkeit ausgeschlossen oder bewertet werden sollte. Die verschiedenen epidemiologischen Studienarten dienen dem Zweck, systematische Fehlermöglichkeiten wenigstens z.T. zu reduzieren. Folgende Studientypen seien unter diesem Gesichtspunkt diskutiert:

Fall-Referenzstudien

Dieses sind Studien, die zu klären suchen, ob eine ökologisch gefundene Beziehung
zwischen zwei Größen sich bei Personen mit und solchen ohne die Exposition bestätigen läßt (Lilienfeld, 1976). Geschätzt werden kann die Stärke des Zusammenhangs
zwischen Resultat und Exposition in Form des relativen Risikos. Sie haben gegenüber
prospektiven Studien den Vorteil geringerer Kosten durch geringere Laufzeit und
einer besseren Teilnehmerkontrolle während der Studiendauer. Sie sind, wie auch
prospektive Studien, störanfällig gegenüber einer Reihe von Selektionseinflüssen
oder solchen der Faktorenvermengung, die womöglich eine fehlerhafte Interpretation
nach sich ziehen. Bei Fall-Referenz-Studien muß daher nach Doll (1985) gelten, daß
die positive Beziehung zwischen Expositionsfaktoren und Gesundheit in Gruppen von
bekannten Exponierten gekennzeichnet ist:

- dadurch, daß sie nicht das Ergebnis von Verzerrungen von Schätzern aufgrund von Datenerhebungs- oder Entdeckungsunterschieden, aufgrund von Faktorenvermengung oder durch Zufallsschwankungen ist,

- daß sie mit der Intensität der Exposition, der Expositionsdauer und der Zeit nach Beginn der Exposition entsprechend variiert,

- daß sie wiederholt unter unterschiedlichen Bedingungen beobachtet wird.

Während Doll die Anforderungen an Fall-Referenzstudien formuliert, faßt Hernberg (1984) die methodischen Probleme zusammen, mit denen in Fall-Referenz-Studien für Individuen gerechnet werden kann. Er bezieht sich speziell auf den Forschungsbereich Arbeit und Gesundheit. Diese Probleme beziehen sich auf Selektionseinflüsse und Störfaktoren, die die Ergebnisinterpretation erschweren können. Sie gelten für Quer- und Längsschnittstudien an Individuen. Die Beispiele entstammen dem Bereich der Berufsgesundheitsforschung.

- Healthy worker effect. Die am Risikoarbeitsplatz verbleibenden Beschäftigten können u. U. so stark positiv selektiert sein, daß sich ein erhöhtes Risiko in Form von erhöhter Morbidität für sie nicht nachweisen lässt. Dieses führt zur Unter- schätzung der Prävalenz und des Risikos.

- Selektion von gesundheitsgefährdeten Personen. Sie vollzieht sich in weniger belastende Tätigkeiten und wirkt dann so, daß in diesen Tätigkeitsgruppen ein hoher Anteil von kranken Personen vorgefunden wird. Für diese Tätigkeitsgruppen werden Prävalenz und Risiko fälschlicherweise überhöht geschätzt.

- Selektion nach dem Gesundheitszustand vor Arbeitseintritt. Sie verstärkt den healthy worker effect in der Fallgruppe. Sie kann in Fall- und Kontrollgruppe unter- schiedlich sein.

- Einheitlichkeit der Umfeldbedingungen für Fall- und Referenzpopulation. Sie kann dazu führen, daß ohnehin schwache Effekte von Beruf oder Tätigkeiten nicht nachgewiesen werden können.

- Etablierung eines sinnvollen Standards zum Vergleich bei Längsschnittstudien. Durch Vorschädigung der Beobachtungsgruppe kann das Risiko und die Excess Mortality unterschätzt werden.

- Schwierigkeit bei der Erfassung der Tätigkeits- oder Expositionsdauer.

- Schwierigkeit bei der Erfassung der Progression oder Regression von Krankhei- ten.

- Schwierigkeit bei der Erfassung aller jeweils relevanten Vermengungsfaktoren,
z. B. Rauchen über lange Zeiträume.

- Schwierigkeit bei der Wahl einer geeigneten Kontroll- oder Referenzgruppe.
Hernberg (1984) weist darauf hin, daß andere als gesundheitsbedingte Selektionsfak-
toren zur Berufswahl oder zum Berufswechsel führen und daß diese Faktoren in Fall-
und Referenzgruppe unterschiedlich wirken können.

Besonders aussagekräftig erscheinen Fall-Kontrollstudien, deren Fälle aus Registern
und deren Kontrollen einer repräsentativen Bevölkerungskohorte entstammen.

Querschnittsuntersuchungen

Sie untersuchen den Zusammenhang von Exposition und Resultat zu einem Zeitpunkt,
wobei angenommen wird, daß Umweltfaktor und Gesundheitsbelastung zum Zeitpunkt der
Untersuchung gegeben sind. Dabei wird davon ausgegangen, daß sowohl die Expositions-
als auch die Resultatvariable begrenzt kumuliert erhoben werden können. Sie können
hinsichtlich der zu erfassenden Merkmale der Sachfrage gut angepaßt werden. Sie
liefern neben Prävalenz- auch Inzidenzangaben, wenn die Bezugszeiträume nicht zu
lang sind oder sich an den Erhebungszeitraum anschließen. Aufeinander folgende
Querschnitte können zu Quasi-Längsschnitten zusammengesetzt werden.

Prospektive Studien

Prospektive Studien erheben Daten zum Gesundheitszustand und zur Exposition von
Personen und schreiben diese fort. Dies erlaubt eine zeitliche Zuordnung von Exposition und Erkrankung und grundsätzlich auch die Ermittlung von Dosis-Wirkungsbezie-
hungen, gegebenfalls unter gleichzeitiger Berücksichtigung von Störfaktoren. Mehr
als ein Resultatendpunkt (auch Frühveränderung) kann für eine Exposition erfaßt
werden. Aus forschungsökonomischen Gründen kann es sinnvoll sein, die Beobachtungs-
frequenz vom Expostionsstatus und dessen Veränderung abhängig zu machen (etwa Erhebung aller Exponierten und einer Stichprobe von Nichtexponierten).

Regionale und berufliche Mobilität, die Überschneidung von häuslichen und beruflichen Belastungsfaktoren, die Variabilität der Zielbefunde und die Grenzen der Mess-
genauigkeit der Erhebungsinstrumente werfen hier, wie in anderen Studientypen,
praktische Probleme auf. Besonders problematisch ist die zuweilen lange Latenzzeit
der gesuchten Zielkrankheit und die mit einer entsprechend langen Studienbdauer
verbundenen Probandenausfälle im Verlauf der Studie.

Ökologische Studien

Sie bezeichnen Untersuchungen über Merkmalsassoziationen auf der Ebene aggregierter
Daten, oft auf regionaler Ebene. Ziel einer umweltbezogenen Analyse wird es sein,

möglichst kleinräumige, regionale Einheiten bezüglich von Expositionen und dem Gesundheitszustand der dort lebenden Bevölkerungen zu analysieren, denn zwischen größeren regionalen Einheiten werden die Beziehungen zwischen Exposition und Gesundheitszustand wegen beträchtlicher intraregionaler Variabilität gegenüber jenen Beziehungen verändert sein.

Einer beliebig kleinräumigen Analyse sind jedoch praktische Grenzen gesetzt. Diese liegen in der gegebenen Kleinräumigkeit der amtlichen Statistik (Kreisebene), in der Erwartungshäufigkeit von Resultatereignissen (Ereignisse pro 100 000 Bevölkerung) und wichtiger Begrenzungen der Expositionsmessung (betriebliche oder Exposition in der Region). Bei kleinerer räumlicher Gliederung nehmen der Einfluß von Wanderungen und Datenschutzprobleme (Re-Identifizierung von Personen, Betrieben) zu.

Für Fragestellungen mit der Krebsinzidenz als Zielgröße gelten etwa Analysen auf der Ebene von Samtgemeinden für häufige Krebslokalisationen noch als möglich. Für seltene Krebse sind auch auf Kreisebene oft noch keine ausreichenden Fallzahlen zu erwarten, sofern man nicht sehr lange Zeiträume zusammenfaßt. Methodische, Datenschutz- und praktische Erwägungen verlangen daher Kompromisse hinsichtlich der erreichbaren Analysetiefe in Bezug auf Größe der Region, Zeitraum, Geburtsjahrgang, Detail der Krankheitsklassifikation, Altersgruppe der Bevölkerung. Wünschenswert wäre die Möglichkeit, sehr kleinräumig vorhandene oder gar personenbezogene Daten hypothesengesteuert zu beliebig neuen Einheiten gruppieren zu können.

Ob die zeitliche Entwicklung ökologischer Daten, vor allem Zeittrends oder Raum-Zeit-Trends, sich als Frühwarnsystem eignet, hängt ganz wesentlich von der Seltenheit der Ereignisse und der Variabilität des Indikators ab. Eine Analyse der deutschen Mortalitätsstatistik nach Alters-, Perioden- und Kohorteneffekten mittels eines multiplikativen mathematischen Modells (APC-Analysen) (Robra und Brecht, 1984) ergab, daß alters- und zeitbereinigte Kohortenfaktoren einen früh verfügbaren Hinweis auf ein erhöhtes Mortalitätsrisiko geben können. Das Geburtsjahr sollte daher in allgemein verfügbaren Datenkörpern mitgeführt werden. APC-Analysen können auch mit Daten des Mikrozensus und der Rentenzugangsstatistik durchgeführt werden.

Ein Rückschluß von Merkmalsassoziationen in ökologischen Daten auf Richtung oder Größenordnungen in personenbezogenen Daten ist wegen der Unkenntnis der intraregionalen Beziehungen schwierig (ökologischer Trugschluß). Jedoch helfen ökologische Analysen Fragen beantworten, die Richtung und Größenordnung der Beziehung derselben Variablen in ökologischen Analysen unterschiedlicher Populationen zu beantworten suchen.

Weitere Studienarten

Untersuchungen von Krankheitshäufungen in Zeit oder Raum, d.h. z.B. die Untersuchung der Abweichungen der Resultatereignisse von einer Gleichverteilung, stellen spezielle Studienarten dar. Dabei kannn es darum gehen, regionale Häufungen in einem Land zu beschreiben oder Ungleichverteilungen im internationalen Vergleich aufzudecken.

In besonderen Studien werden auch von Epidemiologen familiäre Assoziationen untersucht. Geprüft wird z.B. die Variabilität von Merkmalsausprägungen zwischen zunehmend enger verwandten Personen unter verschiedenen Umweltbedingungen. Solche Studien geben Auskunft über die genetische Bedingtheit von Krankheiten und ergänzen insofern Studien, die auf Umweltdeterminanten abheben.

Erschließung kausaler Zusammenhänge

Für die Interpretation von Assoziationen zwischen Exposition und Gesundheitszustand aus Beobachtungsstudien als kausal haben sich folgende Kriterien etabliert (Lilienfeld, 1978):

- zeitlicher Zusammenhang zwischen definierter Exposition und definiertem Resultat,

- Dosis-Wirkungsbeziehung,

- Dauer-Wirkungsbeziehung,

- Konsistenz mit verfügbarer Evidenz aus anderen Bereichen, einschließlich der Wiederholbarkeit der Studie in anderen Populationen,

- Rückgang der Resultatswahrscheinlichkeit bei Verminderung oder Abschaffung der Exposition.

Eine starke Assoziation (gemessen als relatives Risiko) spricht bei deutlicher Erhöhung des relativen Risikos sehr für einen kausalen Effekt. Eine schwache Assoziation steht diesem aber nicht unbedingt entgegen, wenn z.B. die Zielkrankheit auch durch verschiedene andere Mechanismen bewirkt werden kann (z. Rauchen und Lungenkrebs vs Rauchen und Herzinfarkt). Unterstützend wird die Spezifität von Assiziationen herangezogen. Für eine Exposition mit mehreren Folgen kann sie allein nicht als verbindlich gelten.

Alle Untersuchungen der Beziehungen von Umweltfaktoren und menschlicher Gesundheit müssen vor der Bezichtigung der Exposition eine sorgfältige Prüfung der möglichen Einflüsse von Kontroll- und Störvariablen auf das Ergebnis durchführen. Dabei können Kontroll- und Störvariable hinsichtlich ihrer Handhabbarkeit unterschieden werden (Schach, 1980):

- sie stehen unter Kontrolle des Studienplaners,

- sie können rechnerisch eliminiert werden,

- ihr Einfluß kann nicht eliminiert werden, und sie sind eventuell mit der Resultatvariablen korreliert,

- zufällige Einflüsse.

Trotz zahlreicher praktischer Schwierigkeiten im Einzelfall gehören die Abschätzung systematischer und die Berücksichtigung von Zufallsfehlern zu den Aufgaben von Epidemiologen.

E. Literatur

Der Bundesminister für Jugend, Familie und Gesundheit. 1985. Daten des Gesundheitswesens.

Doll, R. 1985. Occupational Cancer: A hazard for epidemiologists. Int J Epid, Vol 14.

Foundation of the Netherlands Institute of General Practice. 1983. Continuous Morbidity Registration.

Hernberg, S. 1984. Workrelated Diseases -   Some problems in study design. Scand J Work Environ Health 10.

Höpker, W.W. 1985. Chancen und medizinischer Nutzen eines bundesweiten Obdutionsregisters. Pathologie 6.

Lilienfeld, A.M. 1976. Foundations of Epidemiology. New York: Oxford University Press.

Robra, B.-P. und J.G. Brecht. 1984. Kohortenanalyse der Krebssterblichkeit in der Bundesrepublik Deutschland. Lebensversicherungsmedizin 36.

Rutstein, D.,D., Mullan, R.J., Frazier, T.M., Halperin, W.E. Melius, J.M., and J.P. Sestito. 1983. Sentinel health events (occupational): a basis for physician recognition and public health surveillance. Am J P Health 73, No 9.

Schach, E. (Herg.). 1985. Von Gesundheitsstatistiken zu Gesundheitsinformation. Heidelberg: Springer.

Schach, S. 1980. Gutachten über statistische Aspekte einer epidemiologischen Überwachung des Gesundheitszustandes in Gebieten mit unterschiedlicher Luftverunreinigung.

in Pflanz, M. und S. Genthner. Möglichkeiten der epidemiologischen Überwachung des Gesundheitszustands in Gebieten mit unterschiedlicher Luftverunreinigung in der Bundesrepublik Deutschland. Hannover. Forschungsbericht.

Schach, E., Urfer, W., and S. Kristiansen. 1986. Estimating the zero class: an approach to the denominator problem in primary care. Technical Report. Abteilung Statistik. Universität Dortmund, in Vorbereitung.

Schwartz, F.W., Robra, B.-P. und E. Schach. 1985. Expertise zu Forschungszielen auf dem Gebiet 'Gesundheit und Umwelt', Hannover. Manuskript.

Wilkins, R. and O.B. Adams. 1978. Healthfulness of Life. Montreal: The Institute of Research on Public Health.

Dipl. Vw. E. Schach, M.S.
Hochschulrechenzentrum
Universität Dortmund
Postfach 500 500
4600 Dortmund 50

Band 34: C. E. M. Dietrich, P. Walleitner, Warteschlangen-Theorie und Gesundheitswesen. VIII, 96 Seiten. 1982.

Band 35: H.-J. Seelos, Prinzipien des Projektmanagements im Gesundheitswesen. V, 143 Seiten. 1982.

Band 36: C. O. Köhler, Ziele, Aufgaben, Realisation eines Krankenhausinformationssystems. II, (1-8), 216 Seiten. 1982.

Band 37: Bernd Page, Methoden der Modellbildung in der Gesundheitssystemforschung. X, 378 Seiten. 1982.

Band 38: Arztgeheimnis-Datenbanken-Datenschutz. Arbeitstagung, Bad Homburg, 1982. Herausgegeben von P. L. Reichertz und W. Kilian. VIII, 224 Seiten. 1982.

Band 39: Ausbildung in der Medizinischen Informatik. Proceedings, 1982. Herausgegeben von P. L. Reichertz und P. Koeppe. VIII, 248 Seiten. 1982.

Band 40: Methoden der Statistik und Informatik in Epidemiologie und Diagnostik. Proceedings, 1982. Herausgegeben von J. Berger und K. H. Höhne. XI, 451 Seiten. 1983.

Band 41: G. Heinrich, Bildverarbeitung von Computer-Tomogrammen zur Unterstützung der neuroradiologischen Diagnostik. VIII, 203 Seiten. 1983.

Band 42: K. Boehnke, Der Einfluß verschiedener Stichprobencharakteristika auf die Effizienz der parametrischen und nichtparametrischen Varianzanalyse. II, 6, 173 Seiten. 1983.

Band 43: W. Rehpenning, Multivariate Datenbeurteilung. IX, 89 Seiten. 1983.

Band 44: B. Camphausen, Auswirkungen demographischer Prozesse auf die Berufe und die Kosten im Gesundheitswesen. XII, 292 Seiten. 1983.

Band 45: W. Lordieck, P. L. Reichertz, Die EDV in den Krankenhäusern der Bundesrepublik Deutschland. XV, 190 Seiten. 1983.

Band 46: K. Heidenberger, Strategische Analyse der sekundären Hypertonieprävention. VII, 274 Seiten. 1983.

Band 47: H.-J. Seelos, Computerunterstützte Screeninganamese. IX, 221 Seiten. 1983.

Band 48: H. E. Wichmann, Regulationsmodelle und ihre Anwendung auf die Blutbildung. XVIII, 303 Seiten. 1984.

Band 49: D. Hölzel, G. Schubert-Fritschle, Ch. Thieme, Klinikübergreifende Tumorverlaufsdokumentation. XI, 269 Seiten. 1984.

Band 50: Der Beitrag der Informationsverarbeitung zum Fortschritt der Medizin. 28. Jahrestagung der GMDS, Heidelberg, September 1983. Herausgegeben von C. O. Köhler, P. Tautu und G. Wagner. XI, 668 Seiten. 1984.

Band 51: L. Gutjahr, G. Ferber, Neurographische Normalwerte. XI, 322 Seiten. 1984.

Band 52: Systemanalyse biologischer Prozesse, 1. Ebernburger Gespräch. Herausgegeben von D. P. F. Möller. IX, 226 Seiten. 1984.

Band 53: W. Köpcke, Zwischenauswertungen und vorzeitiger Abbruch von Therapiestudien. V, 197 Seiten. 1984.

Band 54: W. Grothe, Ein Informationssystem für die Geburtshilfe, VIII, 240 Seiten. 1984.

Band 55: K. Vanselow, D. Proppe, Grundlagen der quantitativen Röntgen-Bildauswertung. VII, 280 Seiten. 1984.

Band 56: Strukturen und Prozesse-Neue Ansätze in der Biometrie. Proceedings, 1982. Herausgegeben von R. Repges und Th. Tolxdorff. V, 138 Seiten. 1984.

Band 57: H. Ackermann, Mehrdimensionale nichtparametrische Normbereiche. VI, 128 Seiten. 1984.

Band 58: Krankendaten, Krankheitsregister, Datenschutz. 29. Jahrestagung der GMDS, Frankfurt, Oktober 1984. Herausgegeben von K. Abt, W. Giere und B. Leiber. VI, 566 Seiten. 1985.

Band 59: WAMIS Wiener Allgemeines Medizinisches Informations-System. Herausgegeben von G. Grabner. X, 367 Seiten. 1985.

Band 60: Neuere Verfahren der nichtparametrischen Statistik. Proceedings, 1985. Herausgegeben von G. Ch. Pflug. V, 129 Seiten. 1985.

Band 61: Von Gesundheitsstatistiken zu Gesundheitsinformation. Herausgegeben von E. Schach. XIV, 300 Seiten. 1985.

Band 62: Prognose- und Entscheidungsfindung in der Medizin. Proceedings, 1985. Herausgegeben von H. J. Jesdinsky und H. J. Trampisch. VIII, 524 Seiten. 1985.

Band 63: H. J. Trampisch, Zuordnungsprobleme in der Medizin: Anwendung des Lokationsmodells. VIII, 121 Seiten. 1986.

Band 64: Perspektiven der Informationsverarbeitung in der Medizin. Kritische Synopse der Nutzung der Informatik in der Medizin. Proceedings. Herausgegeben von C. Th. Ehlers und H. Beland. XIV, 529 Seiten. 1986.

Band 65: Methodische Aspekte in der Umweltepidemiologie. Proceedings. Herausgegeben von H.-E. Wichmann. VIII, 160 Seiten. 1986.